INFLUENCE

DES

BAINS DE MER

SUR LA TEMPÉRATURE DU CORPS

PHYSIOLOGIE DES BAINS FROIDS

PAR

LE Dr P. AUBERT

CHIRURGIEN EN CHEF DE L'ANTIQUAILLE.

LYON, GENÈVE, BALE

HENRI GEORG, LIBRAIRE-ÉDITEUR

65, rue de la République, 65.

1883

INFLUENCE DES BAINS DE MER

SUR LA TEMPÉRATURE DU CORPS

INFLUENCE

DES

BAINS DE MER

SUR LA TEMPÉRATURE DU CORPS

PHYSIOLOGIE DES BAINS FROIDS

PAR

LE Dr P. AUBERT

CHIRURGIEN EN CHEF DE L'ANTIQUAILLE.

LYON, GENÈVE, BALE

HENRI GEORG, LIBRAIRE-ÉDITEUR

65, rue de la République, 65.

1883

Ces recherches ont été faites à Saint-Aubin-sur-Mer, petite plage normande en train de grandir.

Les baigneurs qui cherchent le plaisir feront bien d'aller ailleurs, car on n'y trouve que la mer. En revanche on l'y trouve pleinement et venant à marée haute presque au seuil des maisons. Ni port ni rivière et terrain s'élevant en pente douce et continue, donc point de vase ni de marais et point de paludisme. Fond de rochers d'une stabilité parfaite et sans traîtrise, assez de sable pour les jeux et les ébats des enfants. En résumé plage saine et plage sûre, où la surveillance des enfants est facile.

Si la transition d'une vie active au repos complet y fait paraître le temps long, rien ne vous détourne d'y consacrer quelques heures au travail, et c'est ce que j'ai fait.

Je dois des remercîments à la Société de médecine de

de Lyon, qui, sur le rapport de M. Horand, a honoré ces recherches d'une médaille d'or, et à la Société des sciences médicales, qui a fait les frais des nombreuses planches qui accompagnent ce travail.

INFLUENCE

DES BAINS DE MER

SUR LA TEMPÉRATURE DU CORPS

PHYSIOLOGIE DES BAINS FROIDS

Introduction.

Les recherches que je vais exposer ont été poursuivies dans les années 1879, 1880 et 1881, pendant le séjour de quelques semaines que j'ai l'habitude de faire aux bords de la Manche. J'en avais retardé la publication, trouvant que plus on étudie une question, plus on y voit de lacunes à combler et voulant approfondir avec plus de soin quelques points spéciaux. La discussion qui se poursuit en ce moment sur le traitement, par les bains froids, de la fièvre typhoïde, m'a déterminé; et, quoique en matière de recherches scientifiques l'actualité soit d'importance secondaire, j'ai espéré apporter quelques documents physiologiques utiles sur la question des bains froids.

Un premier mémoire publié sur le même sujet (*Lyon Médical*, 1879), et dans lequel je n'avais pris les températures qu'à intervalles éloignés, m'avait par ses lacunes et ses incertitudes mêmes fait comprendre que l'on ne peut arriver à un résultat sérieux qu'en notant les températures à intervalles égaux, rapprochés, et pendant un temps assez long, de façon à étudier l'évolution complète du phénomène. Les courbes que l'on trouvera plus loin ont presque toutes été construites dans ces conditions favorables, avec les températures prises de 5 en 5 minutes pendant une durée suffisante.

Toutes les températures prises sont des températures rectales, les seules vraiment sérieuses pour apprécier l'état de la chaleur centrale, surtout dans les questions de balnéation et d'hydrothérapie. La température axillaire, à moins qu'on ne veuille l'étudier pour elle-même, doit être bannie des recherches scientifiques et cliniques sérieuses. En effet, quoique l'aisselle se comporte plutôt comme une région centrale, elle n'échappe pas entièrement aux variations et oscillations de la périphérie, et les températures qu'on y prend ont l'inconvénient de n'être ni franchement centrales ni franchement périphériques. Or, en matière de bains froids il y a antagonisme entre la chaleur du centre et celle de la périphérie; si donc on veut avoir la chaleur du centre il faut la prendre dans le rectum, et si l'on veut avoir celle de la peau, il faut choisir un point nettement découvert de sa surface.

De plus, dans un travail récent sur l'hyperhydrose axillaire des personnes nues (*Annales de dermatologie*, 1882), j'ai établi que, par le seul fait de la nudité, la température axillaire peut s'élever de 1 à 8/10 de degré, et que l'élévation moyenne est de 5/10, alors que dans les mêmes conditions la température rectale s'élève seulement de 1 à 3/10 avec une moyenne inférieure à 2/10. Il y a donc là une perturbation de température antérieure au bain, perturbation plus accentuée à l'aisselle qu'au rectum et qui vient compliquer dans une certaine mesure les résultats de l'expérience.

Les températures périphériques ont été prises sur la face antéro-externe du bras gauche; j'ai choisi ce point, non qu'il soit meilleur que tel autre, mais parce qu'il est plus facile d'y surveiller la colonne mercurielle. Je me suis servi, pour ces températures périphériques, des thermomètres de surface d'Alvergniat à réservoir contourné en spirale protégé par un cône de verre.

Pour les températures rectales, j'ai dû me servir de petits thermomètres *à maxima* faciles à dissimuler sous les vêtements de bain disposés pour ces expériences.

Ces thermomètres, indépendamment de leur justesse, doivent présenter quelques conditions spéciales qu'il est nécessaire d'indiquer. La condition la plus importante pour des expériences pendant lesquelles on peut être debout, en marche ou en course, est que l'instrument donne des indications exactes, même s'il est placé obliquement ou verticalement, le réservoir en haut. Il faut pour cela que la colonne mercurielle et l'index ne se déplacent pas facilement sous l'influence de la position et de la succussion et n'obéissent qu'aux variations de température. Je n'ai trouvé cette condition réalisée qu'en choisissant, dans les thermomètres médicaux gradués en dixièmes, ceux dont la colonne a le plus de finesse et l'index le moins de mobilité. La graduation en dixièmes nécessite une colonne fine pour que les divisions soient suffisamment espacées, et il résulte de cette finesse une adhérence plus grande à la paroi et une mobilité moindre de l'index. Alvergniat m'a construit de petits thermomètres réalisant ces conditions et que j'ai pu promener des journées entières dans ma poche exposés à toutes les secousses que comporte la vie active d'un médecin, sans que l'index se soit déplacé même d'un dixième de degré. J'ai contrôlé également cette fixité de l'index en marchant ou en courant avec deux thermomètres placés, l'un la cuvette en haut, l'autre la cuvette en bas et en constatant l'identité des indications.

Le thermomètre brachial était fixé par un large bracelet de caoutchouc mince percé d'un trou très-étroit pour laisser passer la tige; dans ces conditions le réservoir n'était pas mouillé par l'eau de la mer. Ce thermomètre était placé un quart d'heure avant l'entrée dans l'eau, car il faut à peu près ce temps pour que la température de la peau soit prise avec exactitude.

L'habitation étant au bord de la mer et le bain pris habituellement à marée haute, il ne me fallait que quelques secondes pour être dans l'eau. Les variations étaient notées de 5 en 5 minutes.

Le thermomètre rectal était placé 5 minutes avant d'entrer dans le bain, puis retiré exactement toutes les 5 minutes et replacé aussitôt que la température était lue et l'index abaissé.

J'ai obtenu ainsi des courbes complètes et comparatives des températures centrale et périphérique; ces courbes donnent l'expression exacte des phénomènes observés, et leur comparaison fait ressortir nettement les différences qui résultent des conditions variables de la prise du bain.

Toutes les expériences ayant été faites sur moi, ce qui constitue encore la meilleure manière de se rendre un compte exact de ce que l'on fait, je dois donner quelques brèves indications sur ma physiologie personnelle. Il eût été, sans doute, préférable de répéter ces recherches sur plusieurs personnes présentant des conditions physiologiques variées d'âge, de sexe, de tempérament; mais je sais par expérience qu'il est déjà pénible de poursuivre sur soi-même une série expérimentale de quelque durée, et il serait plus difficile encore d'y astreindre les autres. Il est probable, du reste, que les modifications personnelles portent sur la quantité plus que sur la qualité du phénomène observé. Je constate, par exemple, qu'à la suite du bain, la température centrale s'est toujours élevée et que le maximum d'élévation est généralement atteint dans les cinq premières minutes. Or, il serait bien surprenant que l'élévation de température, attestée d'ailleurs par d'autres expérimentateurs, ne fût pas un fait constant sur le sujet sain ; mais on conçoit que cette élévation soit plus ou moins prompte, forte et durable, et que le phénomène, tout en restant au fond le même, présente des variations sensibles d'intensité et de durée. De même, lorsque j'établis qu'un bain de cinq minutes provoque l'ascension de température pendant le bain, son retour, au point de départ à la sortie du bain, donne en un mot l'action et la réaction sans être suivi d'un abaissement ultérieur sensible de température ; il se peut fort bien que, chez tel autre sujet, la durée du bain qui produira la même série de phénomènes soit de plus ou de moins de cinq minutes.

Quoi qu'il en soit de ces considérations, je me trouvais, au moment où j'ai fait ces recherches, dans les conditions physiologiques suivantes : âge, 40 ans ; taille 1 m. 80 ; poids, 92 kilos; craignant la chaleur et aimant le froid, sueurs faciles ; deux violentes attaques antérieures de sciatique ; santé générale parfaite. Cette confiance en ma santé m'a permis de faire quelques expériences que je ne conseille pas de recommencer sur l'influence de l'exercice avant le bain et sur les réactions multiples.

On verra de plus, par les courbes presentées plus loin, que les variations de température sous l'influence du bain ont été assez fortes et concordantes entre elles. J'étais donc, au moment où j'ai fait ces recherches, assez solide pour résister à l'expérimentation et assez sensible pour en bien traduire les nuances sur le thermomètre ; je présentais donc à ce point de vue les conditions d'un bon réactif.

Ces préliminaires posés, voici les points sur lesquels j'ai plus spécialement porté mon attention, et qui feront chacun l'objet d'un court chapitre :

Influence de la durée du bain ;

Immersions et bains très-courts ;

Bains de 5 minutes ;

Bains de 15 minutes ;

Bains d'une durée plus longue ;

Influence de l'exercice avant le bain ;

Influence de l'exercice pendant le bain ;

Influence de l'exercice après le bain ;

Réactions multiples ;

Rapport entre les températures réelles et les sensations éprouvées ;

Demi-immersion et moyens divers d'obtenir l'action et la réaction sans abaisser la température ;

Influence de l'habitude sur la netteté des réactions.

Considérations théoriques sur l'action et la réaction.

Influence de la durée du bain.

Il n'est pas besoin de longues considérations pour établir que, toutes choses étant égales d'ailleurs, la durée du bain constitue un des éléments qui peuvent apporter le plus de différence dans son effet immédiat ou consécutif. On peut même dire que, dans la pratique habituelle des choses, c'est par la durée du séjour dans l'eau que les bains diffèrent le plus. Sur une plage déterminée, la température de l'eau varie dans des limites assez restreintes : dans la Manche, par exemple, à l'époque des bains, la température de la mer oscille entre 15 et 20 degrés ; l'heure du bain, indiquée en général par la marée pleine, est sensiblement la même pour tous les baigneurs ; ceux-ci ont généralement soin de n'avoir ni trop chaud ni trop froid avant de se baigner ; mais la durée du bain diffère beaucoup : quelques-uns ne font que se tremper dans l'eau et ont hâte d'en sortir ; beaucoup restent de cinq à dix minutes ; un petit nombre arrivent au quart d'heure, et les intrépides seuls ou les imprudents auxquels je joindrai les expérimentateurs font dans l'eau un séjour plus long. Il y a donc intérêt à savoir quel effet physiologique répond à une durée de bain déterminée.

Immersions et bains très-courts.

Cette série ne mérite pas qu'on s'y arrête longtemps, à cause du peu d'importance des phénomènes observés et des faibles variations que subissent les températures centrale et périphérique.

Ce qui résulte, en effet, de plus net des trois expériences ci-jointes, c'est l'influence très-médiocre que ces bains exercent sur la température centrale. L'écart maximum au-dessus ou au-dessous de la température initiale n'a pas dépassé deux dixièmes de degré. Il n'y a donc dans les bains de cette durée ni action ni réaction de quelque importance. Quant à la température périphérique, elle baisse légèrement pendant l'immersion, continue à baisser dans les 4 ou 5 minutes qui suivent, pour se relever et atteindre bientôt ou même dépasser la température initiale. (Fig. I.)

Voici, du reste, les détails des trois expériences :

N° 1. 19 septembre 1879 : T. eau 16°, T. air 18°, mer calme. Bain d'une minute.

N° 2. 12 septembre 1881 : T. eau 16°, T. air 17°, temps doux et couvert, petite promenade avant le bain. Simple immersion de 30 secondes.

La marche de la température centrale est indiquée sur la planche. La température périphérique a donné les chiffres suivants :

Entrée 32° ; de suite à la sortie, 31° ; puis, de 5 en 5 minutes à partir de l'entrée, 30°,2,—30°,2,—31°,—31°,8,—32.

N° 3. 17 septembre 1881 : T. eau 18°,5, T. air 20° ; temps doux, soleil ; j'avais ce jour-là un peu de malaise, et la température 38° répond peut-être à un très-léger état fébrile. Immersion de 45 secondes. La planche donne la température centrale. La température périphérique a été la suivante :

Entrée : 33°,4, sortie 33° ; puis, de 5 en 5 minutes, à partir de l'entrée, 32°,—32°,—32°,6,—33°,—33°,6,—33°,8,—34°,—34°,2,—34°,2.

Bains de cinq minutes.

Les bains de cinq minutes constituent un type beaucoup plus intéressant à étudier, d'abord parce qu'ils sont d'un usage plus fréquent, puis parce qu'ils donnent pleinement un des effets les plus utiles du bain, l'action et la réaction.

J'ai sur ces bains six expériences faites pendant les années 1879, 1880 et 1881. L'une de ces expériences a été faite avec une douche en pluie d'eau commune. On peut voir sur les courbes obtenues et qui, sauf quelques variations insignifiantes, sont fort semblables entre elles et aux trois courbes que je ne reproduis pas, les résultats suivants : Pendant le séjour dans l'eau, il se produit une élévation de température qui a pu atteindre jusqu'à 9 dixièmes de degré. Dans les cinq minutes qui suivent la sortie du bain, la température descend brusquement d'une quantité à peu près égale et revient ainsi à un point très-rapproché du point de départ. L'abaissement qui suit cette chute est très-faible, et a varié dans mes six expériences de 1 à 4 dixièmes de degré. (Fig. 2.)

Ces bains ont donc le double avantage de provoquer l'action et la réaction dans leur plénitude sans abaisser la température centrale. L'impression de l'eau est à la fois assez longue pour produire tout l'effet du bain, et assez courte pour ne pas refroidir; c'est là précisément ce que l'on cherche le plus souvent dans le traitement hydrothérapique, et c'est ce qui constitue l'intérêt spécial de cette série de bains.

La courbe reproduite de la température périphérique, et qui répond à l'expérience n° 3, me dispense d'entrer dans de longs détails.

Le pointillé qui est au bas de cette courbe indique, que dans le cours des 5 minutes qui ont suivi la sortie, il s'est produit un léger abaissement de la température cutanée. (Fig. 3.)

Voici les détails complémentaires des trois expériences reproduites :

N° 1. 23 septembre 1879 : T. eau 15°, T. air 17°.

N° 2. 24 septembre 1880 : T. eau 17,5, T. air 15°.

N° 3. Avec courbe de la température centrale et périphérique.

20 septembre 1881 : T. eau 16°, T. air 17°.

Bains d'une durée de 15 *minutes.*

Cette série est, dans mes expériences, de beaucoup la plus nombreuse, car j'ai le relevé plus ou moins complet des températures d'une vingtaine de bains. Je donne seulement ici comme types cinq de ces courbes dont une avec température périphérique. Ces courbes diffèrent légèrement entre elles par la marche de la température pendant la durée du bain et à sa sortie ; quelques-unes de ces différences peuvent s'expliquer, comme nous le verrons, par les conditions spéciales du bain. Ces variations légères n'empêchent pas les courbes d'avoir une grande ressemblance et de présenter toutes les particularités suivantes :

1° Une ascension brusque de la température atteignant presque toujours son maximum dans les cinq premières minutes de l'immersion ;

2° Le maintien constant de cette température au-dessus du point initial pendant toute la durée du bain ;

3° A la sortie du bain, la chute brusque de la température, qui est ainsi ramenée à un point très-rapproché du point de départ ;

4° Un lent abaissement ultérieur d'intensité variable ;

5° Une lente réascension.

Il nous faut reprendre en détail chacun de ces points.

L'ascension atteint son maximum dans les cinq premières minutes, car la courbe de l'expérience n° 1, où il y a une légère élévation entre 5 et 10 minutes, est tout à fait exceptionnelle. Cette ascension initiale qui est, du reste, un fait bien connu, établi par de nombreux expérimentateurs, n'a jamais fait défaut. Elle a varié, en prenant le résultat de 32 expériences, de 2 à 11 dixièmes (ces chiffres extrêmes n'ayant été observés qu'une fois) et a été en moyenne de 7 dixièmes de degré.

De même, la persistance de l'élévation de température pendant toute la durée du bain est un fait constant ; les courbes 3, 4 et 5 représentent les types les plus fréquents de ce plateau ascensionnel.

Dans les cinq minutes qui suivent la sortie du bain se produit une chute brusque, qui elle non plus n'a jamais manqué, et qui ramène la température à un point un peu supérieur ou inférieur au point de départ, mais tellement rapproché que l'écart moyen atteint à peine un dixième de degré.

L'abaissement ultérieur n'est pas aussi considérable qu'on pourrait le supposer, il se produit lentement avec une progression assez régulière, et là encore, si nous prenons la moyenne de tous les bains de 15 minutes, nous trouvons pour cet abaissement les chiffres suivants :

Après 5 minutes, un dixième à peine ;

Après 10 minutes, trois dixièmes ;

Après 15 minutes, quatre dixièmes ;

Après 20 ou 30 minutes, six dixièmes ;

Après 45 minutes, 0,66, soit près de sept dixièmes.

L'abaissement total est donc sensiblement égal à la valeur de l'ascension initiale que nous avons vu être de 7 dixièmes, et l'écart total est ainsi égal à près de un degré et demi.

La réascension s'opère lentement, et l'on peut voir par les expériences 1 et 2 que, deux heures environ après la sortie du bain, la température initiale n'a pas encore été recouvrée.

Si nous nous reportons à la température périphérique, soit dans l'expérience 5, soit dans celle qui sera produite plus loin sur le rapport entre la température et les sensations, on constate un abaissement rapide de la chaleur cutanée pendant le bain et sa réascension beaucoup plus lente après la sortie.

Voici maintenant quelques détails complémentaires sur chacun des bains dont les courbes sont figurées :

N° 1. 10 septembre 1879 : T. eau, 16° ; T. air, 18°, absence d'exercice après le bain et promenade paisible dans ma chambre.

N° 2. 13 septembre 1879 : T. eau, 16° ; T. air, 19° ; mêmes conditions que pour le n° 1.

N° 3. 25 septembre 1879 : T. eau, 16°,5 ; T. air, 17°. L'arrêt de la descente qui est noté entre 5 et 10 minutes après la sortie tient peut-être à ce que, au lieu de rentrer chez moi, je suis resté à la sortie du bain 5 minutes sur la plage gardant mes vêtements mouillés et recouvert d'un peignoir. La légère descente entre 30 et 45 minutes coïncide avec une promenade de 10 minutes faite au dehors; nous aborderons ce point avec plus de détails au sujet de l'influence de l'exercice après le bain.

N° 4. 7 septembre 1880 : T. eau, 18°; T. air, 18°; mer forte, grosses vagues.

N° 5. 9 septembre 1881 : t. eau 15°,5 ; t. air, 17°; mer calme.

Ce travail étant essentiellement physiologique, je ne ferai qu'une allusion très-succincte aux applications pathologigiques. Qu'il me soit permis cependant de faire remarquer que les immersions et les bains courts n'abaissent pas la température, ou ne le font qu'à un degré tout à fait insignifiant. Les bains de cinq minutes, par exemple, provoquent, comme nous venons de le voir, l'ascension de la température, puis son retour au point de départ sans abaissement ultérieur de quelque importance. Si un bain de ce genre peut convenir pour un traitement hydrothérapeutique, il n'a plus de valeur lorsqu'on recherche un effet antithermique. On ne voit donc pas que les lotions ou les immersions courtes puissent avoir une utilité sérieuse dans le traitement d'une pyrexie continue.

Le bain d'un quart d'heure, au contraire, est suivi d'un abaissement modéré, mais persistant, puisque ce n'est qu'entre la deuxième et troisième heure que la réascension ramène la température au voisinage ou au niveau du point de départ. Le fait que l'abaissement n'a rien d'excessif est plutôt une garantie de sécurité, car il indique que l'on se tient à distance du collapsus.

Si on applique ces données à l'appréciation de la méthode de Brand, on voit que cette méthode, qui consiste à donner toutes les trois heures un bain de 15 minutes, à 20 degrés, tant que la température se maintient au-dessus de 38°,5, est une méthode parfaitement rationnelle et basée sur de saines notions de physiologie. Je suis, pour ma part, comme tous ceux qui l'ont appliquée ou vu appliquer, absolument convaincu de sa supériorité.

Il est une autre méthode basée sur le même principe et sur laquelle je n'ai malheureusement pas recuilli de courbe de température à l'état physiologique. Je dois cependant la mentionner ici, car elle est d'origine lyonnaise : c'est la réfrigération à l'aide d'une large ceinture en caoutchouc à circulation d'eau froide. On oublie trop que l'idée et l'application première de cette méthode appartiennent au docteur Clément, médecin des hôpitaux de Lyon.

Les travaux de M. Dumontpallier sur cette question sont bien postérieurs, car les premiers essais de M. Clément datent de la fin de 1877 ; et dans l'année 1878, deux communications furent faites sur ce sujet : l'une au mois de janvier à la Société de médecine, par le docteur Julliard, l'autre au mois d'août, à la session de Paris de l'Association pour l'avancement des sciences, par le docteur Clément.

Bains prolongés.

Sous ce titre, je désigne les bains dont la durée a dépassé 15 minutes. Il m'est arrivé plusieurs fois, avant l'époque où j'ai fait mes expériences, de rester dans la mer trois quarts d'heure ou une heure sans éprouver de malaise. Les tracés ci-joints (fig. 7 et 8), quoique répondant à des immersions moins longues, donnent une idée des types différents que peut présenter la marche de la température dans les bains prolongés.

La figure 7 (expérience du 26 septembre 1880 : T. eau 18, 5, T. air 17, durée du bain 25 minutes) représente une courbe absolument semblable à celle des bains de 15 minutes, c'est-à-dire offrant l'ascension initiale, le maintien de l'élévation de température pendant toute la durée du bain, sa chute brusque à la sortie. L'abaissement maximum observé dans la première heure qui a suivi le bain a été de 8 dixièmes de degré ; cet abaissement est remarquable par sa persistance. La figure 8 représente deux types absolument différents du précédent. Le n° 1 répond à un bain de 30 minutes, pris à jeun, le 18 septembre 1879, à neuf heures et demie du matin, T. eau 16, T. air 19. Pendant les vingt premières minutes de l'immersion, la température s'est maintenue plus élevée qu'à l'entrée, mais entre vingt et vingt-cinq minutes une chute brusque s'est produite. Cette chute a coexisté avec une sensation prononcée de froid répondant à ce que l'on a désigné sous le nom de frisson secondaire. A la sortie du bain il n'y a pas eu de nouvelle chute, mais une descente se faisant par étapes successives pour aboutir à un abaissement maximum de 1°,2 remarquable par sa persistance, puisque plus de deux heures après la sortie du bain l'écart avec la température d'entrée était encore de un degré. La sortie du bain a été, dans ce cas, suivie de frissons assez intenses.

Ce bain donne un exemple très-net de réaction s'étant produite pendant la durée de l'immersion. Cette réaction, caractérisée par l'abaissement de la température, a coexisté avec ce que l'on appelle en balnéologie le frisson secondaire.

On comprend, en voyant le résultat de l'expérience, la sagesse du précepte qui recommande de ne pas attendre ce frisson pour sortir de l'eau. Il est facile, en effet, de voir combien l'abaissement de température a été intense et surtout prolongé, et ce qui n'a eu pour moi d'autre inconvénient que celui de quelques sensations désagréables pourrait être moins inoffensif pour une personne de santé médiocre ou même pour l'individu le mieux portant, s'il était mal disposé.

Le n° 2 de la figure 8 (bain de 35 minutes du 25 septembre 1880, à quatre heures du soir : T. eau 18°, T. air 16°), diffère du précédent ; l'abaissement de la température pendant la durée du bain s'est fait d'une façon graduelle et régulière, en s'accentuant un peu plus entre 30 et 35 minutes. L'abaissement maximum a été 1°1 et a eu, comme dans l'expérience précédente, une persistance remarquable ; quatre heures après le début de l'immersion il y avait encore une différence de 7 dixièmes avec la température d'entrée.

Les sensations éprouvées pendant ce bain ont différé notablement de celles de l'expérience précédente, car sauf une légère sensation de fraîcheur pendant le bain, entre 25 et 35 minutes, je n'ai éprouvé de sensation de froid ni de frisson à aucun moment, soit au sortir de l'eau, soit plus tard. L'heure du bain, la différence de deux degrés dans la température de l'eau donnent peut-être la raison de ces différences.

L'intensité et la durée de la réfrigération dans les bains prolongés permettent de comprendre la difficulté et le danger qu'il peut y avoir à les appliquer dans le traitement des hyperthermies ; là où un organisme sain résiste, un organisme déjà atteint pourrait fléchir.

Influence de l'exercice avant le bain.

L'exercice pris avant le bain peut avoir été modéré ou violent; de là deux conditions absolument différentes et qu'il importe d'étudier séparément. L'exercice modéré élève légèrement la température centrale et met le sujet dans un meilleur état pour prendre un bain favorable. On sait par l'expérience courante qu'il vaut mieux entrer dans l'eau en se sentant un peu chaud; et que, si l'on est avant l'immersion frileux et grelottant, le bain donne des sensations désagréables.

Deux fois j'ai pris un bain après un exercice modéré. Voici les chiffres de ces deux expériences :

1° Expérience du 12 septembre 1879. T. eau, 14,5; T. air, 19, bain de 15 minutes pris à jeun, à 9 heures 45, après une promenade rapide de 10 minutes.

Températures notées de 5 en 5 minutes à partir du début de l'immersion : 37,5, 38,3, 38,4, 38. Sortie, 37,6, 37,2, 37, 36,9 pendant vingt minutes.

2° Expérience du 15 septembre 1880. T. eau, 16°, T. air, 16°, promenade modérée de une heure et demie avant le bain, pris à 5 heures du soir. Températures notées de 5 en 5 minutes à partir de l'immersion : 38,1, 38,8, 38,7, 38,6. Sortie, 38, 37,7, 37,6, 37,6, 37,6, 37,5, 37,4, 37,3, 37,3.

La courbe que l'on obtiendrait avec ces chiffres ne diffère pas sensiblement de celle des bains de même durée pris après un long séjour dans sa cabine ou sa chambre, ou après une promenade lente sur la plage.

L'exercice violent et qui a élevé notablement la température interne donne un tout autre résultat. Je n'ai fait sur ce point qu'une expérience (figure 9), expérience dangereuse et que je conseille de ne point recommencer, quoique je n'en aie éprouvé absolument aucun dommage, étant fortifié à ce moment par un séjour de trois semaines au bord de la mer.

Le 24 septembre 1879, je fais une promenade rapide de plus de sept kilomètres, de 2 heures 15 à 3 heures 20. Au retour, j'étais inondé de sueur et ma température s'était élevée de 37,5 à 38,6 ; déshabillé aussitôt et ayant toujours la même température, je me plonge dans l'eau à 3 heures 30 étant encore en sueur. T. eau, 16° ; T. air, 16°. Durée du bain, 15 minutes.

La courbe obtenue est intéressante et diffère de la courbe ordinaire des bains de même durée par les particularités suivantes. L'ascension initiale des cinq premières minutes a été faible et n'a pas dépassé 4 dixièmes ; à la sortie du bain il y a eu une chute brusque de 9 dixièmes suivie d'un abaissement ultérieur de 8 dixièmes. L'écart total entre la température initiale et le point le plus bas a donc été de 1°,7, c'est le plus considérable que j'aie eu dans mes expériences, même en y joignant les bains prolongés.

Ce bain a été suivi quelques minutes après la sortie d'une sensation de froid vive et pénétrante plus accentuée sur le devant de la poitrine et la région lombaire. Ce froid intense et profond a duré près de trois quarts d'heure. La légère ascension qui termine le tracé correspond à une promenade rapide de dix minutes. On voit que, même après cette promenade, et 1 heure 20 minutes après la sortie du bain, l'écart avec la température initiale était encore de 1°,4.

On s'explique très-bien, lorsque le corps a été préalablement échauffé par un exercice actif, que l'abaissement de la température sous l'influence de la refrigération soit considérable.

Cet abaissement, en effet, se compose à la fois de l'effet produit par l'agent réfrigérant et du refroidissement qui tend à s'effectuer spontanément par le seul fait de la cessation de l'exercice.

Ce refroidissement spontané (fig. 10) a été de 7 dixièmes de degré en trois quarts d'heure. De plus, l'organisme, pendant la marche et l'exercice actif, s'adapte pour perdre une partie du calorique produit en excès par le travail musculaire ; il est à ce moment disposé pour se refroidir et non pour se réchauffer. Toutes ces conditions : cessation de l'exercice et action de l'agent réfrigérant, expliquent l'intensité et la rapidité du refroidissement, le brusque changement d'état qui en résulte et le danger que peuvent présenter les bains pris dans ces conditions.

Nous verrons bientôt que si on se trouvait accidentellement précipité dans l'eau froide, alors qu'on est échauffé par un exercice antérieur au bain, il faudrait, pour éviter de trop se refroidir, continuer cet exercice pendant la durée du bain.

Je dois encore faire remarquer que l'on ne doit tirer aucune conclusion, pour un état de fièvre réel, de l'abaissement considérable et persistant obtenu dans une fièvre passagère provoquée par l'exercice. Il ne faudrait pas compter abaisser de près de 2 degrés la température d'un fébricitant par un bain d'un quart d'heure. Dans la fièvre réelle, en effet, l'organisme est réglé pour une température plus élevée que la normale et tend toujours, si une cause pertubatrice l'en écarte, à revenir à cette température élevée. Au contraire, dans la chaleur passagère provoquée par l'exercice, l'organisme reste réglé pour la température normale de 37°,5 environ et tend à y revenir. La fièvre constitue un état d'équilibre anormal, mais stable ; l'exercice, un équilibre normal, mais instable.

Influence de l'exercice et de l'immobilité pendant le bain.

L'exercice, considéré au point de vue qui nous occupe, tend à produire deux effets : premièrement, une augmentation de la chaleur générale ; deuxièmement, un accroissement de la circulation périphérique. C'est précisément cette hypérémie cutanée qui contribue à expliquer dans l'expérience du chapitre précédent (exercice avant le bain) le peu d'étendue de l'ascension initiale et l'intensité de la refrigération. L'eau refroidit à la périphérie et refoule à l'intérieur une masse plus considérable de sang, et cet afflux de sang froid vient amoindrir l'effet de l'impulsion thermogène des centres nerveux.

On pourrait donc à priori se demander si l'exercice pendant le bain va augmenter ou amoindrir la réfrigération ; et, en dehors de l'expérimentation directe, il serait difficile, même après une réflexion soutenue, de répondre à cette question, et de dire qui l'emportera de la production plus forte du calorique ou de l'activité plus grande de la réfrigération. Il faut observer cependant que dès l'entrée dans l'eau les vaisseaux cutanés et sous-cutanés se contractent et se vident partiellement ; par suite, l'impulsion du sang à la périphérie que provoque l'exercice trouve un obstacle dans cette contraction des vaisseaux et ne peut produire son entier effet. Il faut observer encore que la résistance de l'eau qui entoure le corps ralentit ses mouvements et que le même effort, produisant un déplacement moins étendu qu'à l'air libre, doit donner plus de chaleur.

Pour ces deux raisons, il est à présumer que l'exercice actif pendant la durée du bain doit atténuer le refroidissement. C'est là, du reste, l'opinion généralement admise, sans preuve bien positive il est vrai, et c'est aussi ce résultat qui se dégage très-nettement de mes expériences. Celles-ci sont au nombre de huit, quatre pour l'exercice, quatre pour l'immobilité. Deux d'entre elles seulement sont représentées (fig. 11).

N° 1. Exercice actif pendant le bain-expérience du 22 septembre 1880. T. eau 16°, T. air 18°.

N° 2. Immobilité complète pendant le bain-expérience du 21 septembre 1880. T. eau 15°, T. air 16°.

Les deux courbes se ressemblent presque absolument en ce qui concerne l'élévation initiale, le plateau ascensionnel et la chute à la sortie du bain ; mais elles diffèrent par l'intensité du refroidissement ultérieur qui a atteint 5 dixièmes dans le bain avec exercice et 9 dixièmes, c'est-à-dire près du double, dans le bain pris en restant immobile.

La différence de un degré dans la température de l'eau ne suffit pas à expliquer la différence de la réfrigération.

Voici, du reste, le tableau résumé des 8 expériences qui confirment ce fait, que l'exercice actif pendant le bain diminue de moitié environ l'intensité du refroidissement. Je n'ai parlé dans ce tableau que des bains où je faisais un exercice plus actif que de coutume, soit en agitant vivement les bras et les jambes, soit en nageant avec effort, et n'y ai point compris les bains où je nageais avec calme.

Exercice actif pendant le bain.

Températures et moyenne des abaissements au-dessous de la température initiale dans les 30 minutes qui suivent la sortie du bain.

Dates	14	13	22	8	moyenne d'abaissement.
T. eau	15,5	17	16	16	
5 minutes	0	+ 2	0	0	= un demi-dixième au-dessus.
10 minutes	1	0	2	1	= un dixième au-dessous.
15 minutes	2	0	2	2	= un dixième et demi, id.
20 minutes	3	1	3	2	= deux dixièmes, id.
25 minutes	4	1	4	2	= trois dixièmes, id.
30 minutes	4	2	4	2	= trois dixièmes, id.

Les chiffres des colonnes représentent des dixièmes de degré ; la moyenne est obtenue en additionnant ces chiffres et en divisant leur total par 4, nombre des expériences.

Immobilité pendant le bain.

Dates	5	20	21	19	moyenne d'abaissement.
T. eau	18,5	14	15	18	
5 minutes	2	+ 1	0	1	= un demi-dixième au-dessous.
10 minutes	2	2	4	1	= deux dixièmes, id.
15 minutes	3	4	6	3	= quatre dixièmes, id.
20 minutes	4	5	7	3	= cinq dixièmes id.
25 minutes	5	5	8	4	= cinq dixièmes et demi, id.
30 minutes	5	6	9	4	= six dixièmes, id.

Mêmes explications que pour le tableau ci-dessus. Le signe + placé devant deux chiffres indique que dans ces expériences la température, 5 minutes après la sortie, était plus élevée qu'à l'entrée de deux dixièmes dans le premier tableau, de un dixième dans le second.

Il résulte donc des faits qui précèdent que la chaleur développée pendant le bain par l'exercice reste en quelque sorte latente tant que dure l'immersion, mais empêche après la sortie le refroidissement d'être aussi prononcé que si l'on est resté immobile.

L'exercice modéré, qui est celui auquel on se livre le plus souvent, donne des résultats intermédiaires à ceux de l'exercice actif et de l'immobilité.

Influence de l'exercice après le bain.

Les réflexions dont nous avons fait précéder le chapitre précédent peuvent également trouver place ici. L'exercice par lui-même élève la température, mais lorsqu'il est pris après le bain, il accélère en même temps le passage du sang dans les tissus périphériques refroidis, et on peut se demander s'il n'aura pas pour effet réel de hâter la réfrigération centrale.

Cette opinion, a du reste, trouvé des défenseurs.

Il faut établir ici des distinctions à deux points de vue, celui du moment où le refroidissement se produit, celui du plus ou moins de vivacité de l'exercice.

Relativement à la question de temps, il y a lieu de distinguer deux périodes dont je parlerai avec plus de détails en traitant de la réaction : une première période de chute brusque se produisant dans les cinq premières minutes après la sortie du bain et une période ultérieure d'abaissement lent et prolongé.

La première période répond à un fait physiologique d'action nerveuse sur lequel l'immobilité ou l'exercice n'ont que peu d'influence. La deuxième période, au contraire, est plus physique que physiologique et tient à la réfrigération que le sang refoulé au centre pendant le bain éprouve dans son passage à travers les tissus périphériques refroidis. Ici l'exercice a une influence réelle et peut atténuer notablement cette réfrigération secondaire.

Au point de vue de la vivacité de l'exercice, celui-ci peut consister en une promenade lente ou d'allure modérée dans sa chambre ou sur la plage, il peut être au contraire une marche rapide ou une course.

L'exercice lent ou modéré n'empêche nullement la réfrigération de se produire : la plupart de nos tracés ont été recueillis dans ces conditions d'exercice modéré. On peut même voir n° 3, fig. 12, que le seul fait de me lever et de me promener lentement dans ma chambre, après être resté quelque temps au lit en sortant du bain, a suffi pour abaisser immédiatement la température de 3 dixièmes.

Ici donc l'exercice a été manifestement une cause d'abaissement de température. Mais, si le mouvement est actif, on constate bientôt que l'abaissement, au lieu de se produire, fait place à une ascension plus ou moins forte selon la vivacité de l'exercice.

Cette ascension peut se mesurer au thermomètre, mais se constate aussi par les sensations éprouvées et par la sueur qui peut ruisseler sur le corps et le visage. Les n°s 1 et 2 de la fig. 12 et la fig. 13 représentent les effets d'un exercice actif à marche ou course rapide après le bain. On y voit de la façon la plus saisissante le relèvement de la température centrale.

Voici, pour plus de clarté, les légendes des tracés se rapportant à l'influence de l'exercice après le bain (fig. 12) :

N° 1. Expérience du 11 septembre 1879. Bain de 15 minutes dont toutes les températures n'ont pas été prises de 5 en

5 minutes. T. eau, 15,5, T. air, 17 ; course rapide commencée au point le plus bas de la courbe et ayant duré 10 minutes, sensation générale de chaleur et sueur forte à ce moment. L'ascension de la température a été ici tellement marquée que je me demandais si l'index du thermomètre n'avait pas été déplacé par les succussions de la course ; mais deux températures, prises au repos, après l'arrêt de la course, prouvent que l'élévation obtenue est bien réelle.

N° 2. Expérience du 22 septembre 1879. Bain de 5 minutes. T. eau, 16, T. air, 17, alternatives de marche rapide et de course ; l'exercice a duré 7 minutes, de la 7me à la 14me minute après le bain.

N° 3. Expérience du 5 septembre 1881. Bain de 5 minutes. T. eau, 15 ; T. air, 16. Je me suis couché aussitôt en arrivant dans ma chambre, après m'être rapidement essuyé deux minutes environ après la sortie de l'eau. Après un séjour au lit de 20 minutes, je me suis levé et habillé en me promenant lentement dans ma chambre. Un abaissement immédiat et persistant de trois dixièmes a suivi immédiatement le fait de ce lever.

Expérience du 13 septembre 1881 (figure 13). T. eau, 16 ; T. air, 17. Cette planche représente la température périphérique et la température centrale d'un bain de 15 minutes suivi d'une marche rapide mêlée de quelques instants de course. La marche a duré de la 10me à la 50me minute après le bain, et l'on peut voir une ascension progressive de température s'établir sous l'influence du mouvement.

L'exercice après le bain peut donc produire deux effets différents : s'il est lent ou modéré, il n'empêche pas l'abaissement de la température centrale et peut même, dans quelques circonstances, le favoriser ; s'il est actif, il provoque, au contraire, une réelle ascension de cette température.

L'exercice habituel que font les baigneurs rentre le plus souvent dans les conditions d'un exercice modéré et n'empêche pas la température de s'abaisser ; nous verrons bientôt, en étudiant les sensations éprouvées, que cet abaissement réel de la température centrale n'empêche nullement la sensation de chaleur de se rétablir.

Il n'est donc pas utile en général après le bain, sauf indications exceptionnelles, de se livrer à un exercice actif. En été même, et par une température élevée, il est bien préférable après le bain de se tenir tranquille ou de ne faire qu'un exercice très-médiocre pour bénéficier de l'effet agréable de rafraîchissement que procure le bain et pour jouir de sa fraîcheur, comme un lézard jouit du soleil.

Réactions multiples.

Que se passe-t-il lorsqu'après un certain temps de séjour dans l'eau on en sort pour y rentrer de nouveau ? Le fait m'a paru intéressant à étudier, soit pour lui-même, soit parce qu'il présente une importance théorique réelle relativement à l'interprétation qu'il faut donner de l'ascension de la température dans le bain.

Trois fois j'ai répété l'expérience dans des conditions un peu différentes de durée et de nombre des immersions. Les résultats obtenus sont concordants, et montrent qu'une réascension de la température centrale suit chaque immersion nouvelle. La netteté des courbes reproduites (fig. 14) me dispensera d'entrer dans de longs détails.

N° 1. Expérience du 14 septembre 1881 : T. eau 17, T.

air 17. Deux immersions de 5 minutes séparées par un séjour de 5 minutes sur la plage, étant en ce moment enveloppé d'un gros peignoir de laine appliqué sur les vêtements de bain. On peut voir que la deuxième immersion s'est accompagnée d'une réascension de la température de cinq dixièmes de degré, moindre, par conséquent, que l'ascension initiale qui a été de huit dixièmes.

La température périphérique prise simultanément donne les chiffres suivants : avant l'entrée 32,6, après 5 minutes de séjour dans l'eau 29,6, après 5 minutes de séjour hors de l'eau 28,5, après 5 minutes d'un nouveau séjour dans l'eau 27. Pris de 5 en 5 minutes après la sortie 27,2, 28,2, 29, 30, 30,8, 31,4, 31,9, 32, 32,2.

N° 2. Expérience du 15 septembre 1881 : T. eau 18, T. air 16. Trois immersions de 5 minutes séparées par deux séjours de 5 minutes hors de l'eau, comme ci-dessus. Chaque rentrée dans l'eau s'est accompagnée d'une réascension de la température égale à quatre dixièmes de degré moins forte, par conséquent, que l'ascension initiale qui a été de huit dixièmes. De 10 à 15 minutes après la sortie définitive de l'eau, j'ai éprouvé une sensation de froid assez intense.

Les températures périphériques ont été les suivantes : avant l'entrée 32,8, après 5 minutes d'immersion 30,2, après 5 minutes passées hors de l'eau 29,3, après 5 minutes d'immersion 28,2, après 5 minutes hors de l'eau 28,4, après 5 minutes d'immersion 27,8, puis de 5 en 5 minutes 28, 28,6, 29,8, 30,8, 31,5, 32,2, 32,6, 32,9, 33,2, 33,4, 33,6, 33,8.

N° 3. Expérience du 21 septembre 1881 : T. eau 17. T. air 17. Bain d'un quart d'heure, suivi d'un séjour hors de l'eau pendant 5 minutes, puis d'une nouvelle immersion de 5 minutes.

Dans ce bain comme dans les précédents, malgré la durée de l'immersion première, une seconde immersion a eté suivie de la réascension de la température centrale. Ce bain m'a causé une sensation de froid assez vif dans l'heure qui a suivi la sortie.

On voit par les expériences qui précèdent que la réascension de la température à la suite d'une immersion nouvelle est un fait constant.

Il est probable qu'après un nombre d'immersions plus considérable, cette élévation cesserait de se produire ; mais les expériences, telles que je les ai faites, donnent déjà des sensations désagréables, et il eût été imprudent de chercher et d'attendre la limite de la résistance.

Ce fait d'actions et de réactions multiples succédant à des immersions répétées me paraît avoir une importance théorique réelle. Il est singulier, en effet, que l'application extérieure de l'eau froide élève la température interne, surtout si l'on réfléchit que le sang refoulé en dedans par la contraction des vaisseaux périphériques est plus froid que celui du centre. Il est plus surprenant encore, lorsque la périphérie a été refroidie de plusieurs degrés par l'application antérieure de l'eau froide, et que le sang refoulé est encore plus froid qu'à l'état normal, de voir malgré cela la réascension de la température centrale se produire sous l'influence d'une nouvelle immersion. On est, par ces faits, presque nécessairement conduit à la notion de centres thermiques impressionnés par l'excitation cutanée, et commandant en retour par les nerfs de la vie organique une production plus forte de chaleur. Ce serait une véritable chaleur réflexe commandée par les centres thermiques à la suite de l'excitation centripète comme le mouvement est provoqué par un centre moteur dans les mêmes conditions. On peut encore supposer que l'impression périphérique, au lieu de provoquer l'excitation d'un centre thermique, détermine l'inhibition d'un centre modérateur de la production du calorique. Cette seconde interprétation est *à priori* aussi acceptable que la première, en attendant que l'une des deux soit reconnue exacte ; mais dans l'un ou l'autre cas, c'est toujours une action nerveuse qu'il faut invoquer pour expliquer l'ascension de la chaleur centrale sous l'influence de l'eau froide. De même la chute brusque de la température qui suit la cessation du bain, et qui est comme la contre-partie de l'ascension initiale, doit être comme cette ascension un phénomène d'action nerveuse ; soit qu'il y ait cessation d'excitation d'un centre moteur du calorique, soit qu'il y ait cessation de l'inhibition d'un centre modérateur.

On ne saurait admettre, en effet, que cette chute brusque s'explique simplement par le retour du passage de la masse sanguine dans les tissus périphériques refroidis, et cela pour deux raisons : 1° Si la périphérie à ce moment refroidissait le centre, il faudrait nécessairement admettre qu'au même instant le centre réchauffe la périphérie, et que l'équilibre tend à s'établir entre la température du dehors et celle du dedans. Or, il n'en est rien, puisqu'à la sortie des immersions de 5 minutes, par exemple, on peut voir la température centrale et la température périphérique s'abaisser en même temps. 2° On voit, dans les mêmes expériences, que l'impulsion à l'intérieur par une seconde immersion du sang périphérique refroidi par un bain antérieur n'empêche nullement la réascension de la température interne de se produire.

Donc l'ascension brusque à l'entrée dans l'eau et la chute brusque à la sortie ne se comprennent bien qu'en admettant une action nerveuse. Quant au refroidissement ultérieur lent et progressif, il peut s'accommoder très-bien d'une interprétation purement physique, et s'interpréter par la réfrigération du sang par son passage incessant dans les tissus périphériques refroidis. Nous verrons bientôt l'importance de ces notions par l'interprétation exacte de la réaction.

Rapport entre les températures réelles et les sensations éprouvées.

La légende qui accompagne les figures 15 et 16 me permettra d'être bref sur ce sujet.

L'entrée dans l'eau s'accompagne, pendant les deux ou trois premières minutes, d'une sensation de froid. Cette sensation correspond à l'ascension de la température interne et à l'abaissement de la température périphérique.

Après quelques minutes de séjour dans l'eau, on éprouve une sensation générale de bien-être et de chaleur. Cette sensation correspond au maintien à un niveau plus élevé de la température centrale et à un abaissement persistant de la température périphérique.

A la sortie, la sensation de froid n'est pas immédiate et, si le bain a été court, peut même ne pas exister; il y a plutôt, au moment où l'on vient de revêtir son peignoir et surtout immédiatement après qu'on a quitté les vêtements mouillés, une sensation de chaleur. Cette sensation correspond à l'abaissement de la température centrale et à l'abaissement de la température périphérique dans le bain de 5 minutes, au même abaissement central et à une légère ascension de la température périphérique dans le bain de 15 minutes,

C'est, en général, entre 5 et 10 minutes après la sortie qu

la sensation de froid ou même de frisson survient. Cette sensation coexiste avec l'abaissement progressif de la température centrale et le relèvement plus sensible de la température périphérique.

Peu après la sensation de chaleur et de bien-être revient, et cet état coexiste avec l'abaissement persistant, mais à peu près stationnaire, de la température centrale et avec le relèvement continu de la chaleur périphérique.

Si nous résumons en un tableau les notions qui précèdent, nous avons l'état suivant :

Entrée, sensation de froid.	T. centrale s'élève. T. périphérique s'abaisse.
Séjour, Sensation de chaleur.	T. centrale reste élevée. T. périphérique continue à baisser.
Sortie, Sensation passag. de chaleur	T. centrale s'abaisse. T. périphérique se relève faiblement ou continue à baisser.
5 à 10 minutes après la sortie, froid et frisson.	T. centrale s'abaisse. T. périphérique s'élève.
Plus tard, Sensation de chaleur.	T. centrale abaissée, mais stationnaire. T. périphérique relevée.
Plus tard encore, sensation normale et plutôt de chaleur.	T. centrale revenue à l'état normal. T. périphérique revenue à l'état normal.

Nous voyons par ce tableau qu'on ne peut à aucun moment établir de relation constante entre telle sensation et tel état de température centrale ou cutanée, et que, même en introduisant dans la question la notion nécessaire de la transition ou de l'accoutumance, il serait presque impossible d'exprimer dans une formule la complexité des faits.

Demi-immersions et moyens divers d'obtenir l'action et la réaction sans abaisser la température centrale.

Je fis sur l'influence des immersions partielles une expérience (fig. 17, n° 3) dont le résultat imprévu et en quelque sorte paradoxal n'a pu être reproduit dans deux expériences ultérieures.

23 septembre 1881 : T. eau 15°, T. air 16°. J'entre rapidement dans l'eau et m'arrête lorsque son niveau dépasse un peu la ceinture. L'ascension obtenue dans les cinq premières minutes est de 8 dixièmes, égale par conséquent à celle des immersions totales. Je me plonge entièrement dans l'eau pendant les cinq minutes suivantes et il ne se produit aucune nouvelle ascension. L'action pleine du bain avait donc été produite ici par une immersion partielle, et je me demandais s'il n'y aurait pas dans ces bains incomplets un moyen d'obtenir l'action et la réaction totales sans abaissement de température.

Les expériences du 24 (n° 2, fig. 17) et du 25 (n° 1, fig. 17) n'ont pas confirmé cette hypothèse.

24 septembre : T. eau 16°, T. air 15. Demi-immersion de 5 minutes.

25 septembre : T. eau 16°, T. air 17°. Demi-immersion de 5 minutes.

On peut voir dans ces deux expériences qu'il n'y a eu qu'une ascension et une descente faibles ; à un demi-bain ne correspond qu'une demi-réaction, et ce doit être là le résultat normal et habituel. On ne peut donc compter pour produire l'action et la réaction pleines sans abaissement de température que sur deux moyens : le bain court et le bain plus long, mais accompagné et suivi d'un exercice actif. L'immersion partielle ne peut donner qu'exceptionnellement le même résultat.

Il serait intéressant en hydrothérapie de connaître l'instant précis où la température centrale a atteint son maximum et cesse de s'élever sur un individu soumis à l'action de l'eau froide. En arrêtant à ce moment le contact de l'eau, on aurait tout l'effet d'action et de réaction avec le minimum de réfrigération ultérieure. On aurait aussi en quelque sorte, en tenant compte du temps écoulé et du degré de l'ascension, la mesure du pouvoir de résistance et de réaction de l'individu. Malheureusement le thermomètre est à peine employé en hydrothérapie, et il est de bien gros traités où l'on ne trouve pas une seule courbe de température recueillie sur le sujet sain ou malade.

Influence de l'habitude sur la netteté des réactions.

Il m'a paru intéressant de rechercher si au début d'une saison balnéaire l'action du bain était aussi franche et aussi nette qu'à la fin. L'ascension initiale de la température peut servir de mesure à cette action.

Or, si je prends la moyenne des ascensions de mes premiers bains de 1879 et de 1880, je trouve cette moyenne égale à quatre et à six dixièmes, alors que la moyenne des derniers bains atteint huit dixièmes et huit dixièmes et demi. Il est vrai que la température de l'eau, un peu plus basse à la fin du mois de septembre qu'au commencement, peut influencer un peu le résultat, mais cela n'explique pas tout, car si l'on compare les bains de même température du début et de la fin on trouve toujours pour ces derniers une ascension plus forte. Il est donc légitime d'admettre que l'habitude rend les réactions plus nettes et plus fortes.

Considérations théoriques sur l'action et la réaction.

Un corps vivant soumis à l'action d'une cause perturbatrice extérieure ne se comporte à aucun moment comme un corps inerte; il ne subit pas passivement l'influence extérieure, mais dès le début s'adapte pour la résistance et la lutte. A ce point de vue, on pourrait dire que toutes les manifestations de cette résistance constituent la réaction et que celle-ci commence dès la première impression de l'eau froide.

Cependant cette façon d'entendre les choses, tout en étant exacte au fond, a le grave inconvénient d'être trop compréhensive, par suite confuse, et de n'établir aucune distinction des différentes phases de la lutte.

Si l'on veut apporter quelque précision dans le langage et quelque clarté dans l'exposition, voici, selon nous, comment il faut comprendre la réaction (fig. 18) :

Au moment où l'on va entrer dans l'eau, la température, la tension artérielle, la respiration, etc., sont dans un état déterminé, le plus souvent normal et stable. Si nous prenons, par exemple, la température 37°,4 comme représentant l'état de la chaleur centrale au moment d'entrer dans le bain, cette température, considérée dans le temps, peut se figurer par une ligne O O'. Cette ligne représente l'état normal, l'état stable qui se maintient si l'on ne fait intervenir aucune cause perturbatrice.

Ceci étant posé, j'appelle *action* toute modification qui tend à écarter la température de la ligne d'état O O', et *réaction* tout changement qui tend à ramener à cette ligne la température écartée.

Faites représenter à cette ligne un fait quelconque : tension artérielle, nombre de pulsations ou d'inspirations, et la formule générale reste la même.

Appliquons ces notions à ce qui se passe dans le bain froid, et nous verrons, par exemple, en nous reportant aux courbes des bains de cinq minutes (fig. 2), que ces courbes présentent le type de l'action et de la réaction simple, puisqu'il y a écart de la température suivi de son retour rapide au degré normal.

Pour les bains de quinze minutes les phénomènes sont plus complexes ; il y a l'action qui se produit au début de l'immersion et se maintient à un degré variable tant que dure celle-ci, puis la réaction qui ramène la température au voisinage du point normal. Ce sont là l'action et la réaction primitives.

L'écart se fait ensuite en sens inverse et abaisse lentement et progressivement la température au-dessous du degré normal ; après un temps plus ou moins long se produit une réaction nouvelle qui ramène lentement la température au degré normal. Ce sont là l'action et la réaction secondaires.

Cette distinction, en ne voulant pas, bien entendu, la prendre dans un sens trop absolu, car à aucun moment le système nerveux ne perd complètement ses droits, ni son influence, n'est point purement arbitraire et mérite d'être conservée.

En effet, si on se rappelle les considérations précédemment exposées au sujet des réactions multiples, on verra que l'action et la réaction primitives ne peuvent s'interpréter que par une influence nerveuse, alors que l'action secondaire est justiciable, au moins en grande partie, d'une explication purement physique.

En pratique, la distinction est également fondée, car selon les circonstances on cherche à obtenir, soit l'action et la réaction primitives sans refroidissement ultérieur, c'est le but que vise l'hydrothérapie proprement dite et qu'on atteint, comme nous l'avons vu, par les bains courts ; ou bien on cherche surtout à obtenir la réfrigération, comme pour le traitement des pyrexies continues par le bain froid. Dans ce dernier cas, c'est l'action secondaire que l'on poursuit, l'action primitive ne paraît pas immédiatement utile et a même pu être considérée comme constituant un péril. Ce péril existerait peut-être si on obtenait sur le fébricitant par l'immersion des ascensions allant pendant le bain jusqu'à un degré ; mais d'après les recherches de M. Bouveret, cette ascension ne dépasse guère trois à quatre dixièmes de degré et est largement compensée par l'intensité plus grande et la persistance plus longue de la réfrigération ultérieure. Du reste, en voyant les résultats si remarquables de la méthode de Brand, et la transformation complète qui résulte de son emploi dans l'apparence et l'évolution de la fièvre typhoïde, on est bien forcé d'admettre que l'action et la réaction primitives ne sont pas nuisibles. On peut même très-légitimement se demander si la réfrigération constitue le seul élément utile de la méthode, et si l'action et la réaction primitives par les impressions et par la chasse du sang qu'elles provoquent dans les organes n'ont pas un rôle utile, soit pour soutenir et stimuler les centres nerveux, soit pour favoriser l'élimination de principes et de déchets organiques nuisibles.

Ce qui donne quelque valeur à cette supposition, c'est que, d'après M. Bouveret, les typhiques qui guérissent le mieux sont ceux qui défendent leur température, et ne présentent que des abaissements modérés, alors qu'il faut porter un pronostic moins favorable et même fâcheux chez les malades qui présentent de grands abaissements à la suite du bain.

Si l'on tient absolument à avoir la réfrigération sans action primitive, il faut voir si les ceintures réfrigérantes ou le bain tiède graduellement refroidi ne permettent pas d'obtenir ce résultat.

Après cette digression pathologique, je reviens aux motifs que l'on peut invoquer, à côté de ceux qui précèdent, pour distinguer l'action et la réaction primitives de l'action et la réaction secondaires. Dans le public, et souvent même dans le public médical, la distinction est portée au summum, puisqu'elle va jusqu'à négliger toute l'action primitive pour ne conserver que l'action secondaire. Pour le public, prendre un bain c'est se refroidir, et réagir c'est se réchauffer. Tout le travail intérieur qui s'accomplit pendant le bain et immédiatement après, et que révèle le thermomètre, passe inaperçu, et l'on ne tient compte que de l'action et de la réaction secondaires.

J'ai déjà indiqué combien l'on avait peu de prise sur l'action et la réaction primitives alors que par l'exercice, soit pendant ou après le bain, on peut modifier notablement l'action et la réaction secondaires. Les premières sont inévitables du moment que l'on se met en contact avec l'eau froide; les secondes peuvent, soit être complètement évitées si le bain est court, soit être sensiblement atténuées par l'exercice si le bain a été long.

La part que prend l'élément nerveux dans les phénomènes de la réaction, et surtout de l'action et de la réaction primitives, permet de prévoir et de comprendre toutes les variations individulles que l'introduction d'un pareil élément peut amener dans les suites du bain froid.

Si l'effet était purement physique, il n'y aurait à tenir compte que de la température de l'eau, d'une part, et de l'autre, de la masse et de la surface de l'individu. L'expérience que donne la fréquentation des stations maritimes nous montre bien autre chose. Il est des femmes qui supportent sans inconvénient ni fatigue des bains prolongés jusqu'à l'imprudence, comme elles supporteront mieux qu'un homme robuste une nuit de danse et de bal; on voit, d'autre part, des hommes ou des femmes de la plus belle apparence et sains, du reste, que les bains vont laisser frissonnants pendant des heures, et qui doivent éviter l'eau froide. Où trouver l'explication de ces faits, sinon dans les variations de résistance du système nerveux qui tient et modère la température, ou bien laisse tout aller. J'ai déjà abordé dans un autre mémoire ces questions de résistance individuelle, et ne veux point y insister ici.

En terminant ce travail, je crois inutile d'y ajouter des conclusions, car celles-ci ressortent assez nettement du simple examen des courbes et du court exposé de chaque chapitre.

Je n'ose me flatter d'apprendre quelque chose à ceux qui sont au courant de ces questions ; je puis dire cependant qu'ayant lu beaucoup de traités ou de mémoires de balnéologie et d'hydrothérapie, j'ai été surpris d'y trouver aussi peu de documents précis. A ce point de vue, ces recherches, auxquelles j'ai mis du temps et du soin, ne seront peut-être pas sans utilité.

Lyon, Assoc. typ. — F. PLAN, rue de la Barre, 12.

Fig. 1. — Immersions et bains très-courts.

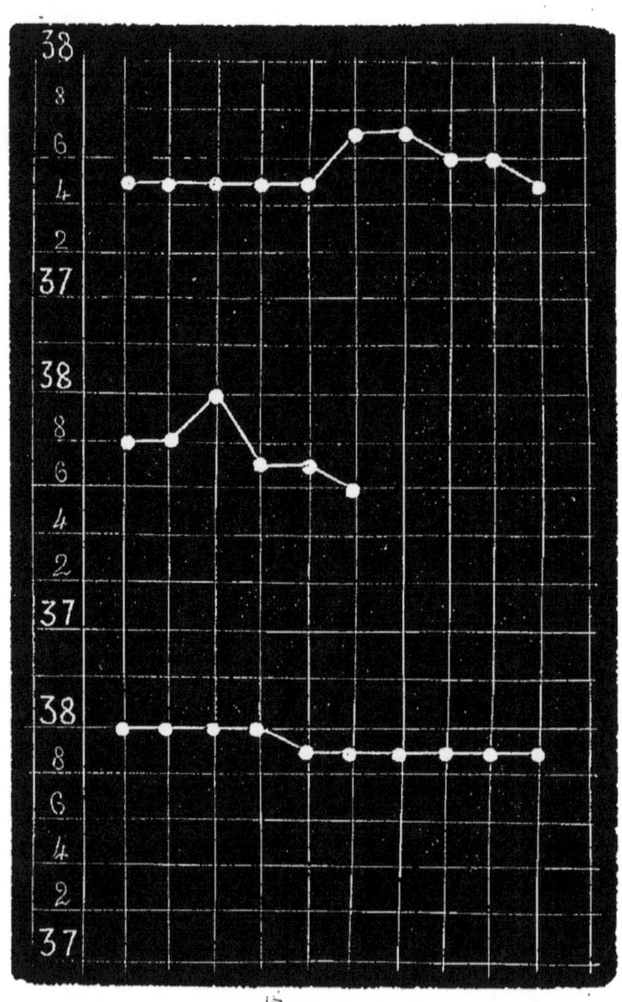

Fig. 2. — Bains de 5 minutes.

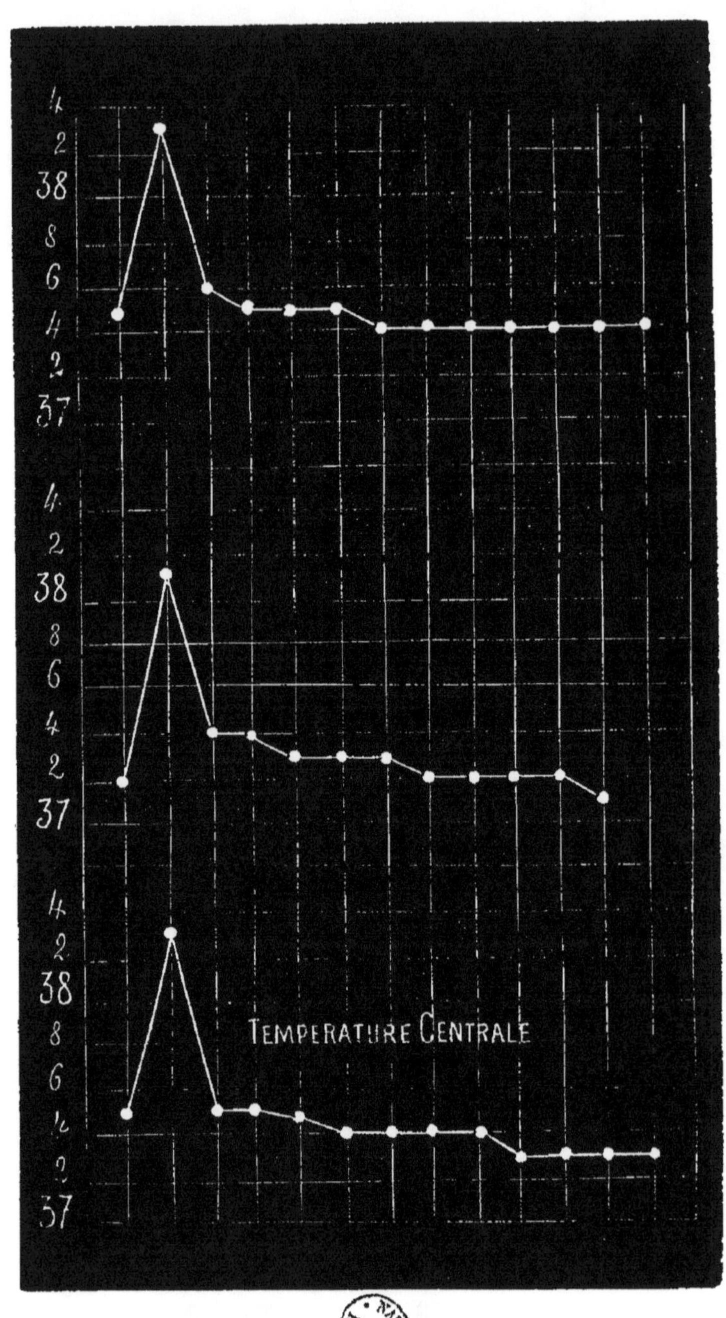

FIG. 3. — Bains de 5 minutes,
température périphérique.

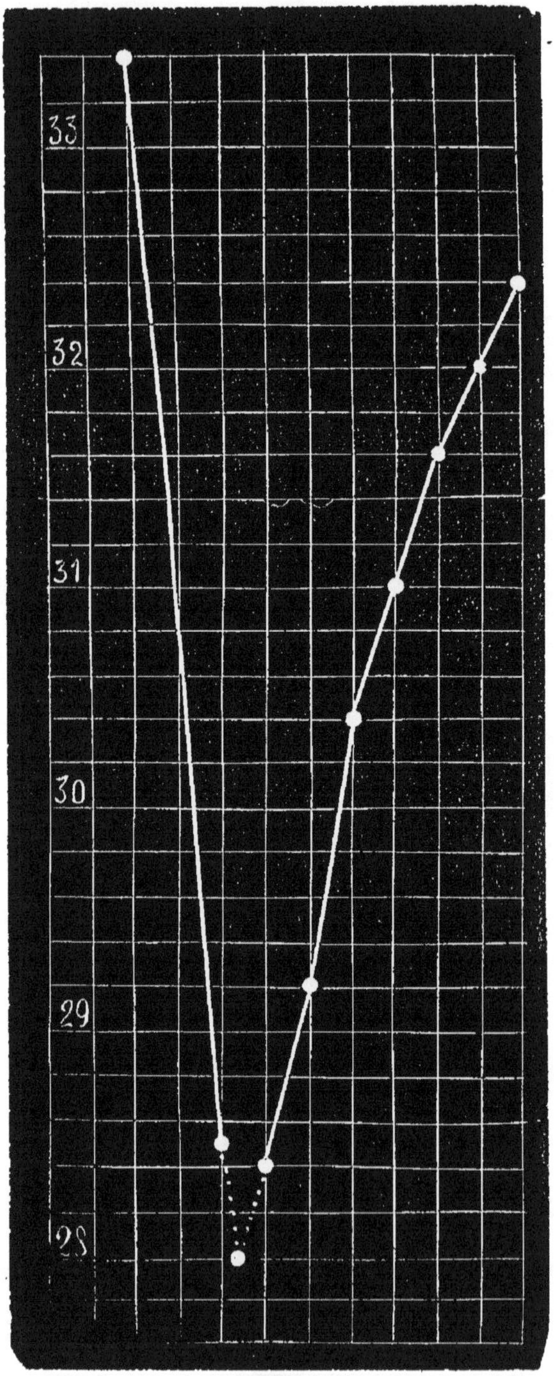

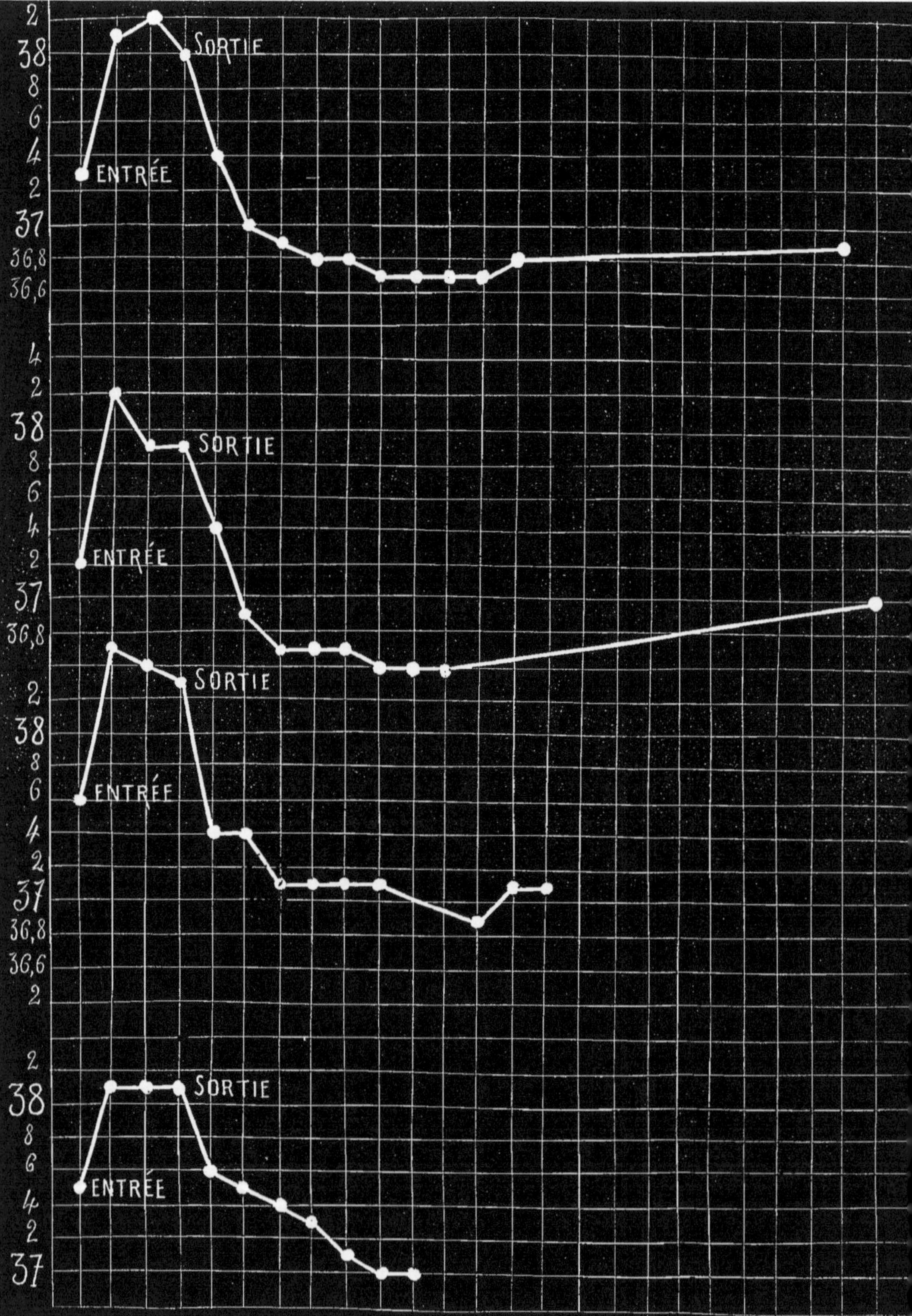

2
38
8
6
4
2
37
36,8
36,6
SORTIE
ENTRÉE
4
2
38
8
6
4
2
37
36,8
SORTIE
ENTRÉE
2
38
8
6
4
2
37
36,8
36,6
2
SORTIE
ENTRÉE
2
38
8
6
4
2
37
SORTIE
ENTRÉE

Fig. 5. — Bain de 15 minutes avec température périphérique, température centrale.

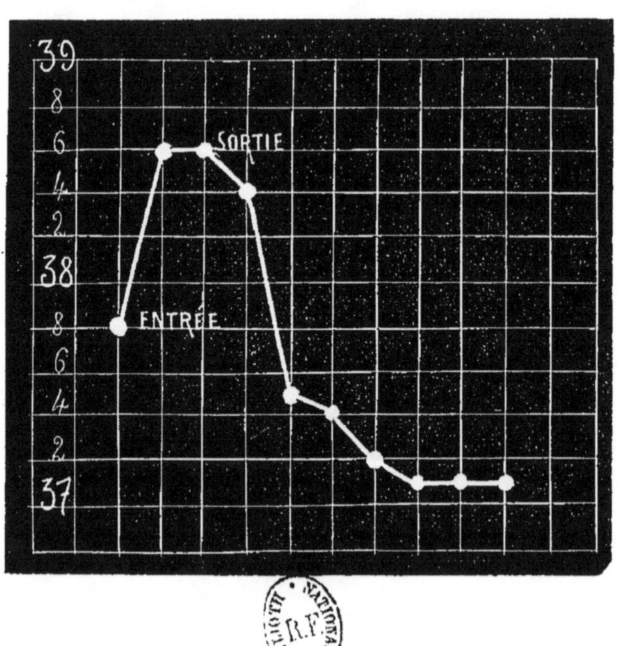

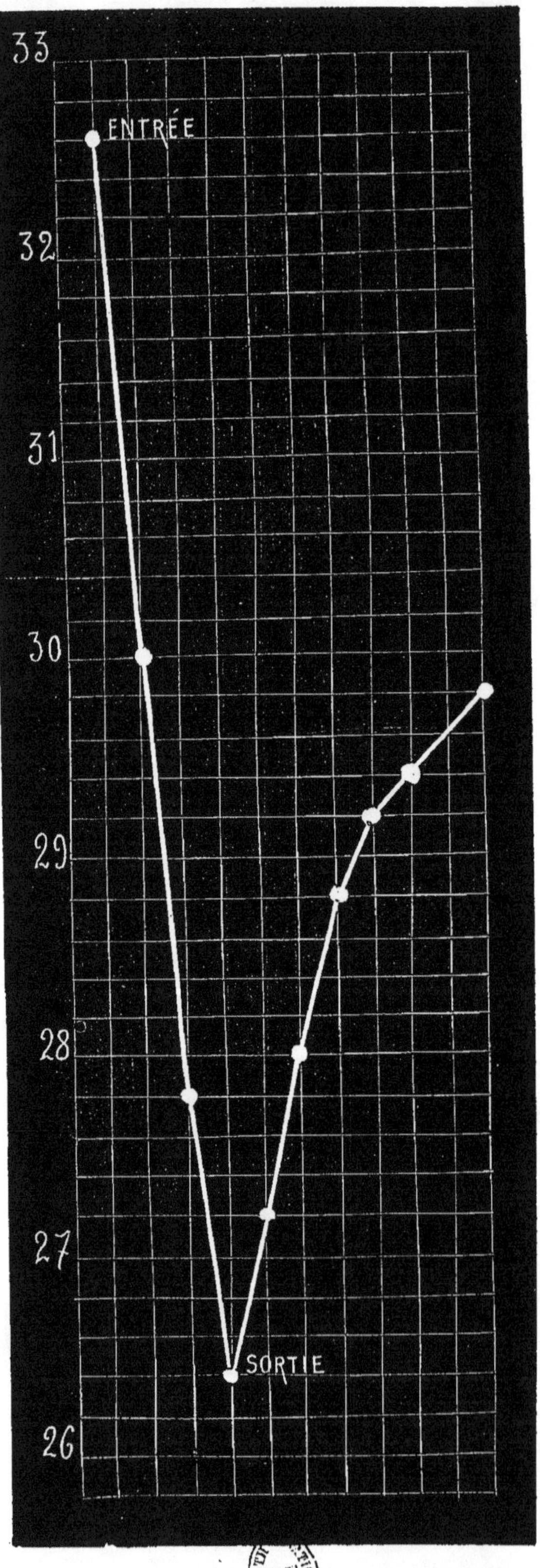
33
32
31
30
29
28
27
26
ENTRÉE
SORTIE

Fig. 7. — Bains longs, bain de 25 minutes.

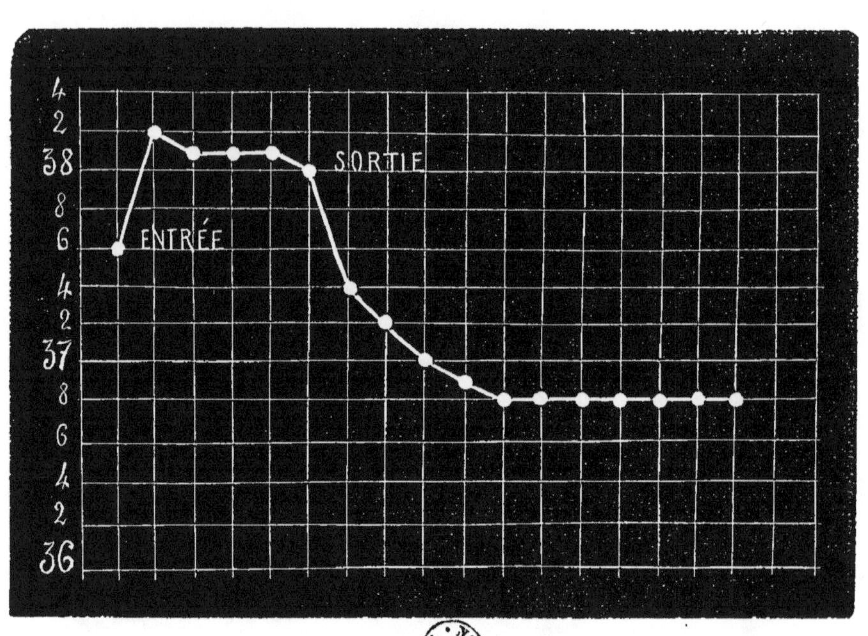

Fig. 8. — Bains longs de 30 et 35 minutes, réaction pendant le bain.

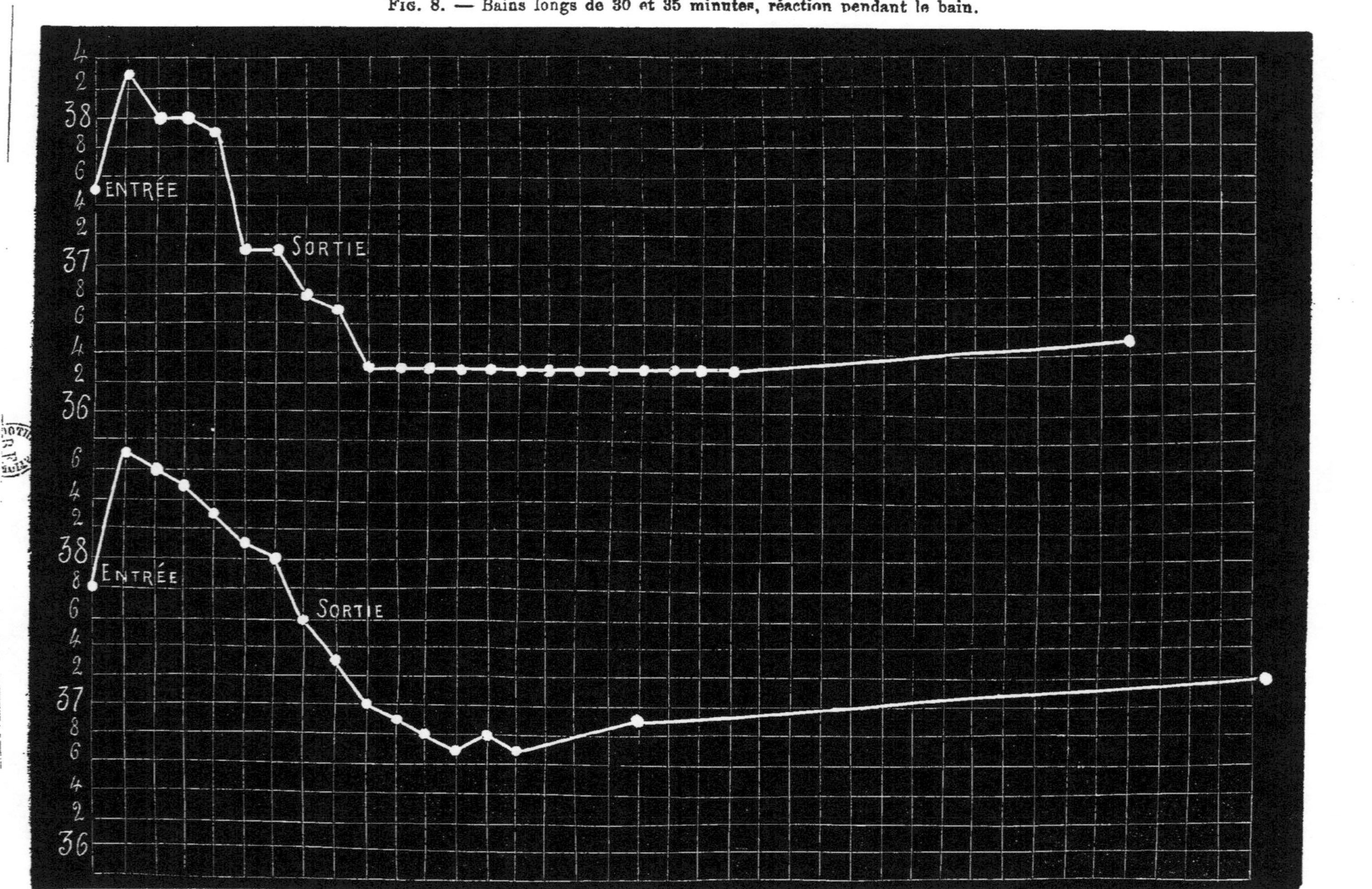

FIG. 9. — Influence de l'exercice violent avant le bain.

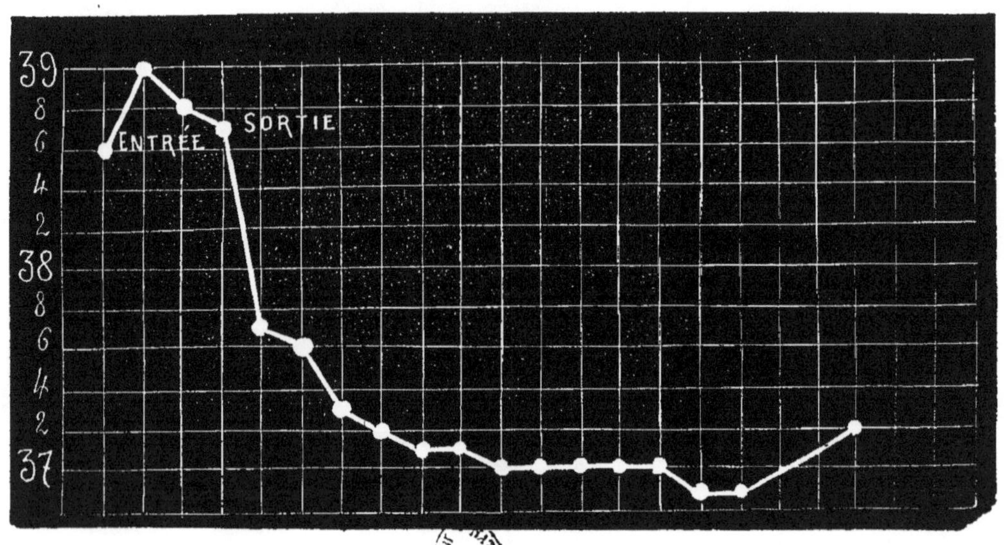

Fig. 10. — Marche du refroidissement normal après exercice violent et cessation de cet exercice.

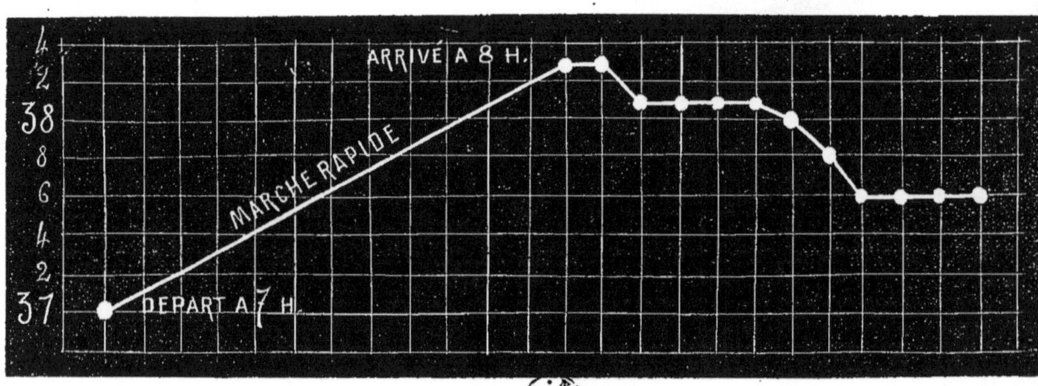

FIG. 11. — Influence de l'exercice (n° 1) et de l'immobilité (n° 2) pendant le bain.

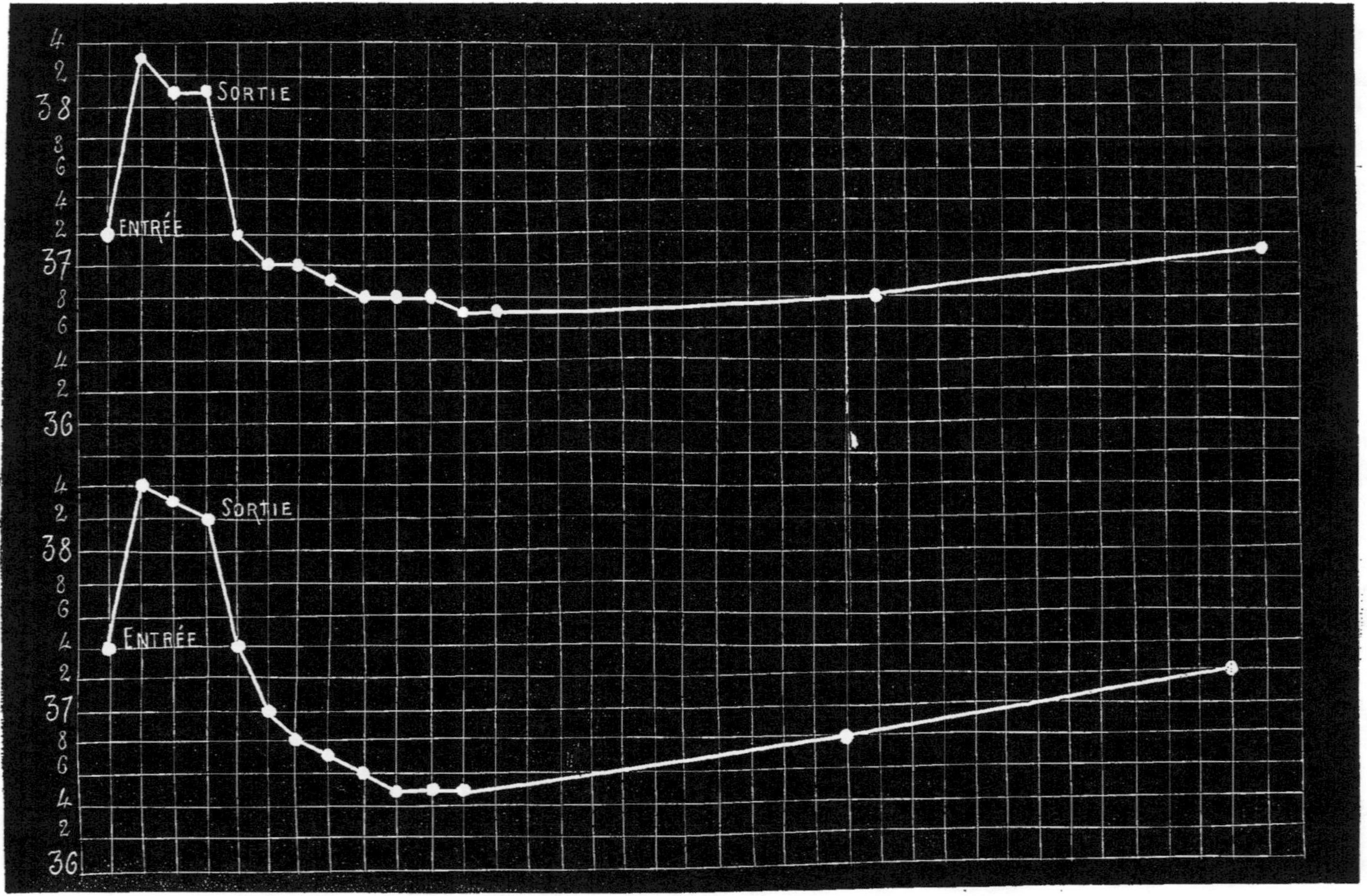

FIG. 12. — Influence de l'exercice après le bain.

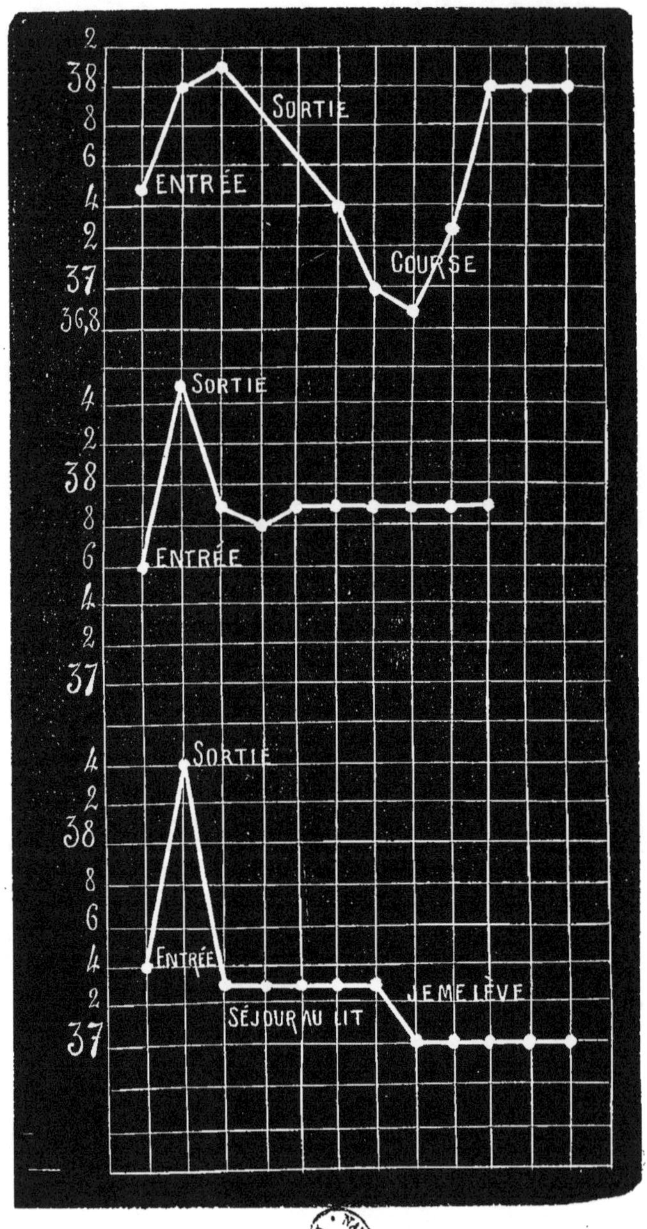

Fig. 13. — Influence de l'exercice après le bain.

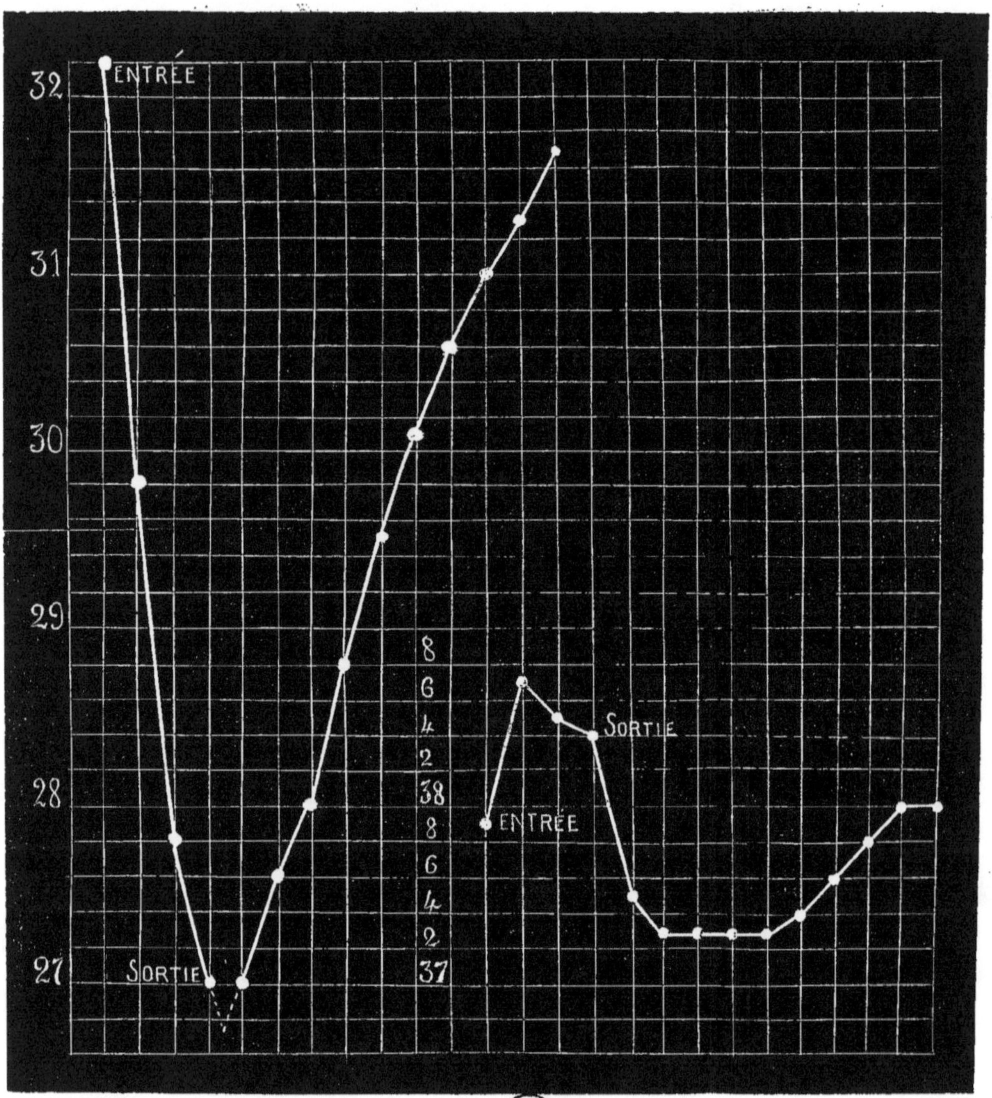

32
31
30
29
28
27

ENTRÉE
SORTIE

8
6
4
2
38
8
6
4
2
37

ENTRÉE
SORTIE

Fig. 14. — Réactions multiples, température centrale et périphérique.

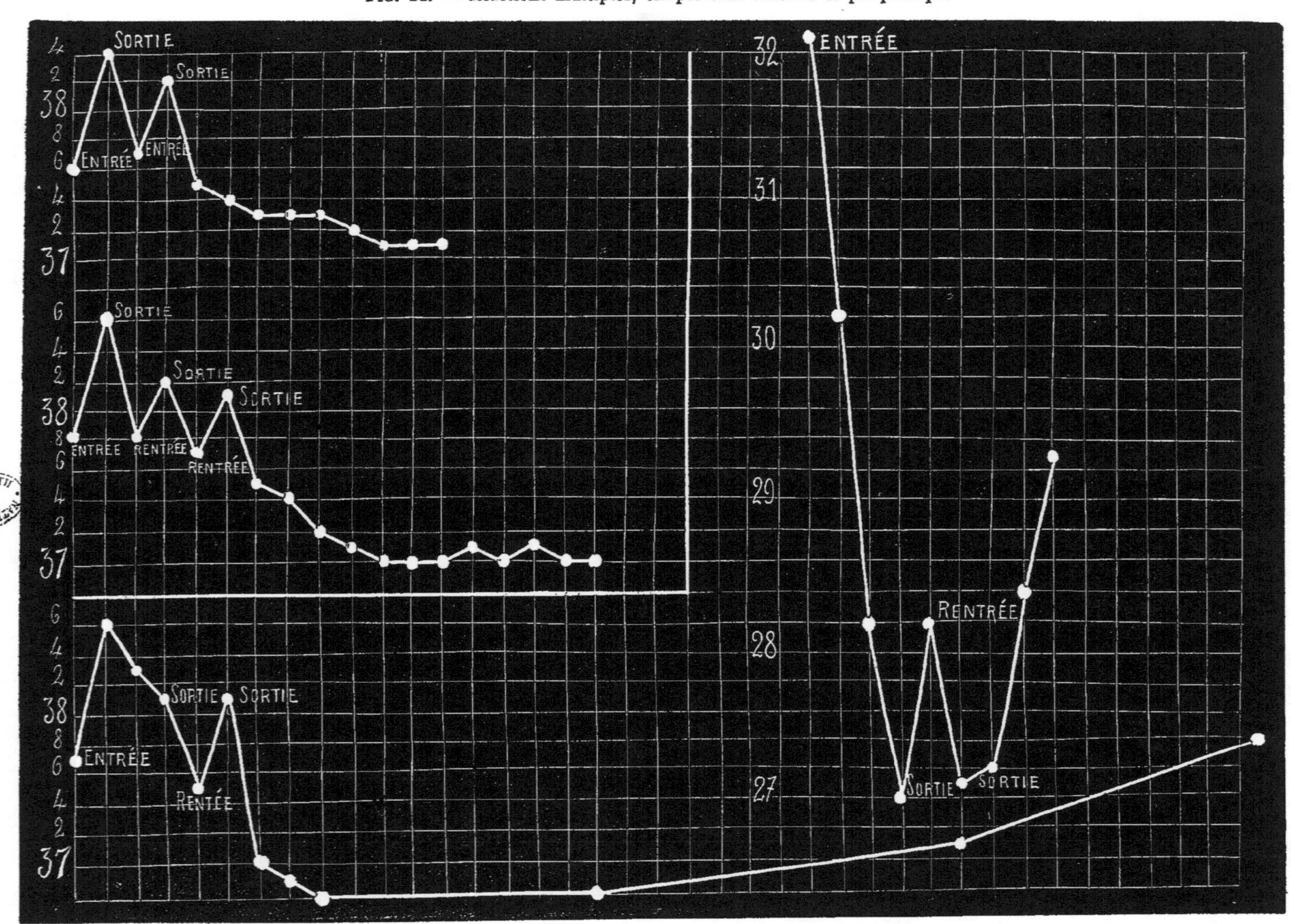

Fig. 15. — Rapport entre les températures réelles et les sensations observées, température centrale.

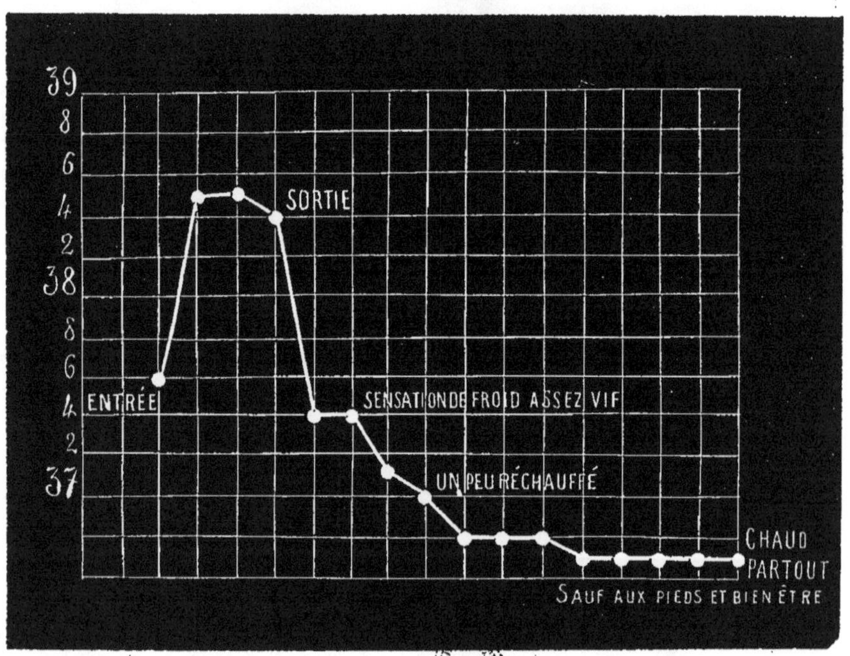

Fig. 16. — Rapport entre les températures réelles et les sensations observées, température périphérique.

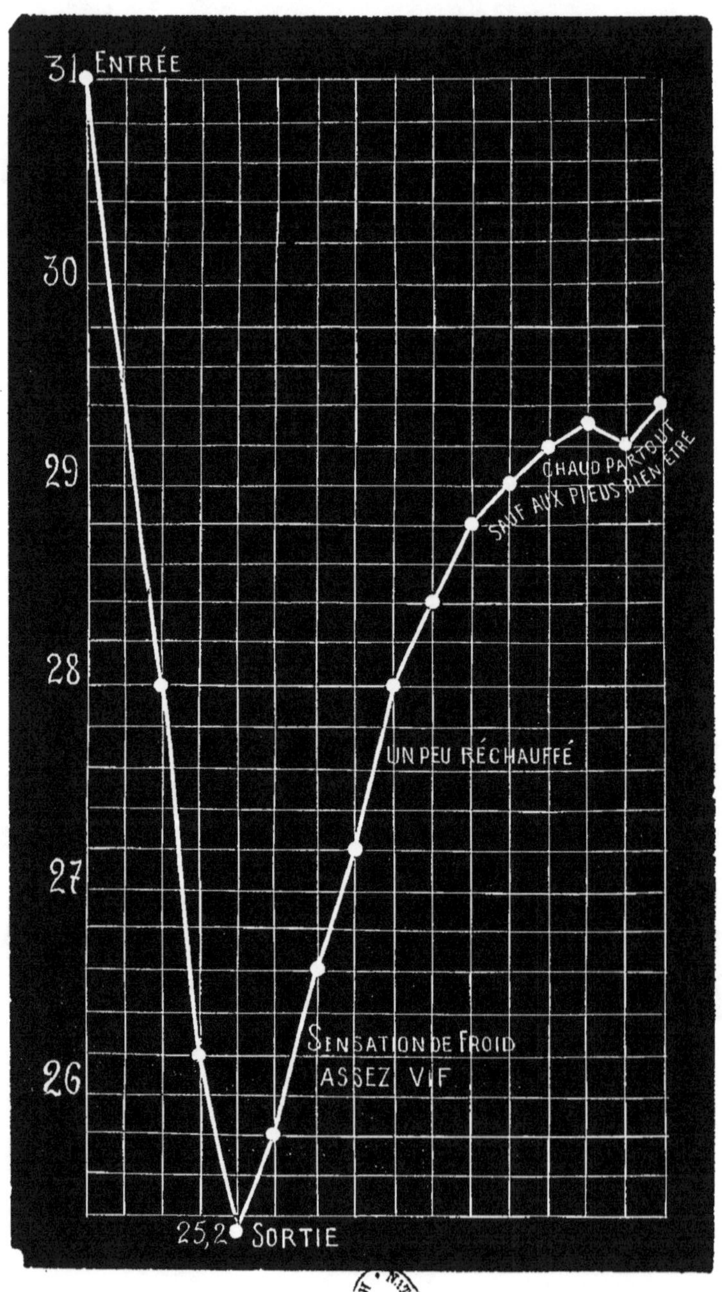

Fig. 17. — Demi-immersions.

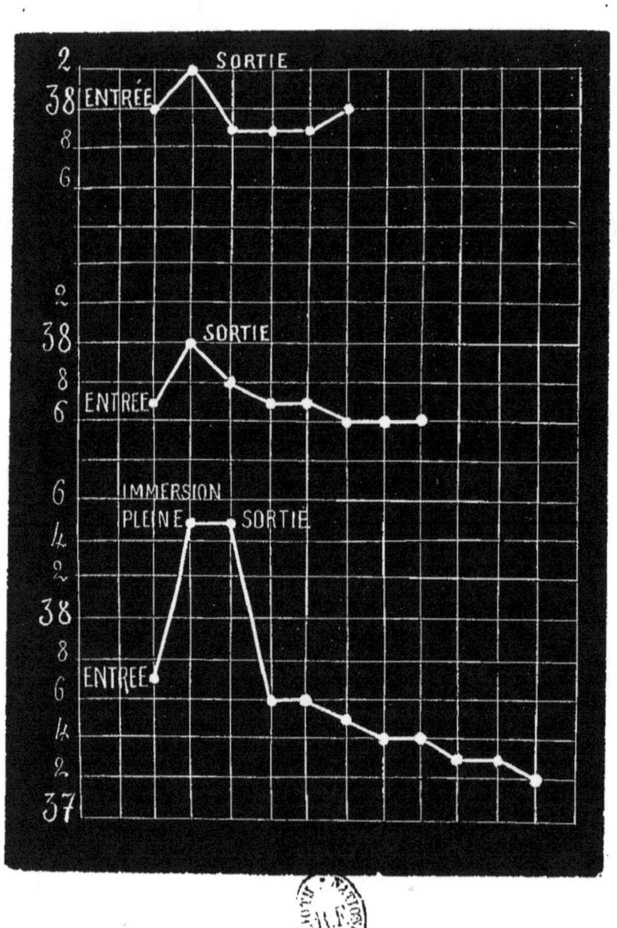

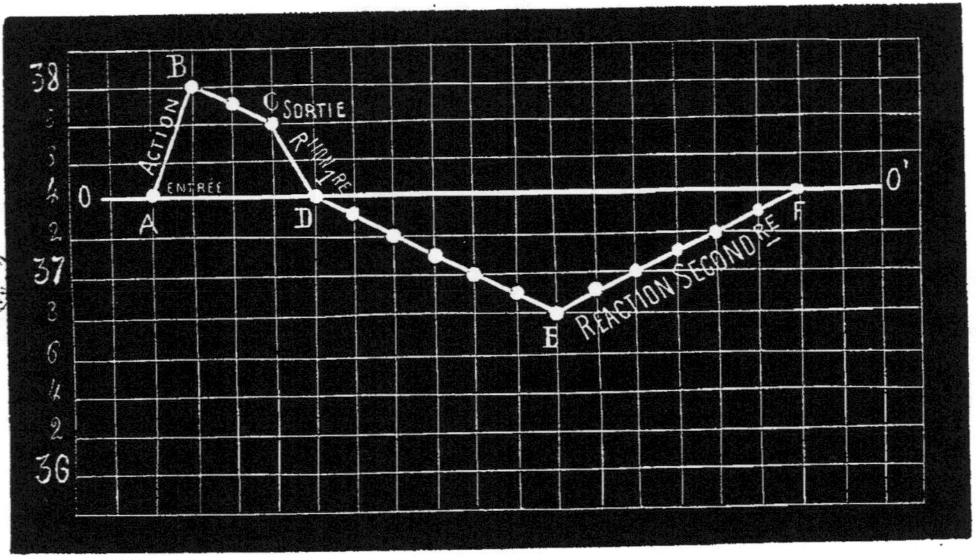

Fig. 18. — Schema de l'action et de la réaction.

www.ingramcontent.com/pod-product-compliance
Lightning Source LLC
Chambersburg PA
CBHW050616210326
41521CB00008B/1275
* 9 7 8 2 0 1 3 5 3 6 3 8 7 *